Bourjot Saint-Hilaire,
Lettres
à un Médecin
de Province.

P. 1836.

LETTRES

A UN MÉDECIN DE PROVINCE

Sur les Établissements médicaux,

ET PARTICULIÈREMENT

SUR LES DISPENSAIRES OPHTALMIQUES DE LONDRES,

PAR LE DOCTEUR

A. BOURJOT Saint-Hilaire,

MÉDECIN ET CHIRURGIEN OCULISTE, ANCIEN ÉLÈVE DE LA CLINIQUE OPHTALMOLOGIQUE
DE NAPLES, PREMIER ANCIEN CHEF DE LA CLINIQUE OPHTALMIQUE A L'HÔTEL-
DIEU DE PARIS, PROFESSEUR D'HISTOIRE NATURELLE A L'ACADÉMIE
DE PARIS, PROFESSEUR PARTICULIER DE ZOOTOMIE, FONDATEUR
D'UN DISPENSAIRE POUR LES MALADIES OCULAIRES,
POUR LES OUVRIERS INDIGENTS DES 7ᵉ, 8ᵉ,
9ᵉ ARRONDISSEMENT.

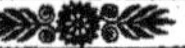

A PARIS, chez l'Auteur, au Dispensaire, rue Geoffroy-Lasnier, n° 28.

A LONDRES ⎰ chez BAILLIÈRE jeune, libraire, Regent street, n° 219;
⎱ et chez le docteur BUREAUD-RIOFFREY, Newman street, Oxford street, n° 22.

1836.

AVANT-PROPOS.

En me rendant à Londres, pour voir et connaître dans un court délai les hôpitaux de ce pays, examiner avec attention leur administration intérieure, et faire connaissance avec des chirurgiens haut placés dans l'estime de leurs concitoyens, et honorablement inscrits dans les fastes de notre profession, j'aurais cru manquer à ce que je me dois à moi-même, si, trop spécial, j'avais pu encourir le blâme de n'avoir porté mes regards que sur une des faces de mon vaste sujet; mais cependant, dans le cours de ce voyage, comme toujours la chirurgie a eu pour moi cet entraînement instinctif qui décide de la direction que nous donnons à notre carrière sociale, et comme en outre j'avais trop peu de temps à donner à l'examen que j'avais à faire, j'ai dû me restreindre moi-même, et en cela la raison se trouvait en harmonie avec mon penchant; et puis, il faut le dire promptement, on peut plus facilement connaître la chirurgie d'un pays que sa médecine interne. La chirurgie procède extérieurement dans bien des cas, et l'on aura l'occasion de saisir d'un coup d'œil les différences dans les procédés et les méthodes opératoires, l'application des médications externes, les pansements, les appareils, les topiques de toute nature, d'un pays à l'autre. Il n'en est pas de même de la médecine interne; chaque peuple a ou doit avoir sa médecine interne propre, et elle doit varier par chaque dix degrés de latitude, en allant du nord au sud, *et vice versâ*. En second lieu, les habitudes d'un peuple, manufacturières ou agricoles, doivent être consultées. Le régime alimentaire, les boissons, la nourriture plus ou moins substantielle, les travaux, les passions, font varier d'un pays à l'autre les idiosyncrasies des masses, comme les situations sociales modifient les idiosyncrasies des classes, par des nuances infiniment multipliées, et que le médecin observateur et non routinier devra chercher à saisir. On ne saurait donc connaître, apprécier et juger les théories et la pratique médicale qui règnent dans une nation, sans connaître cette nation elle-même; et c'est là ce que l'on n'acquiert que par un long séjour. Un de nos compatriotes, M. le docteur Bureaud-Rioffrey, déjà identifié au peuple anglais, s'efforce à nous offrir un tableau fidèle de la médecine pratique anglaise, car elle est fort peu théorique, et à en faire passer sous nos yeux moins les théories que le sage empirisme; c'est à cela qu'est principalement destiné un recueil mensuel que le docteur Bureaud publie à Paris, et qui donne avec une appréciation raisonnée les opinions des praticiens anglais, leur méthode d'agir avec une énergie si remarquable sur une constitution bien moins facile à ébranler que la nôtre (1).

La médecine pratique, hors du cadre ophtalmologique, se trouvait donc étrangère aux considérations que je veux établir ici; et si je me suis abstenu de m'en occuper, à plus forte raison m'abstiendrai-je d'en parler, convaincu que je suis que l'on peut étudier et apprécier en peu de temps la chirurgie de tous les peuples, que l'on peut en tous lieux acquérir des idées nouvelles sur cette partie de l'art de guérir, et l'exercer partout en tant que médecine opératoire, tandis que pour la médecine interne, il faut principalement l'avoir étudiée dans le pays où l'on est appelé à l'exercer.

En second lieu, M. le docteur Sanson, mon ancien et honoré maître, professeur de clinique externe à la Faculté de Paris, auquel ces lettres devaient être adressées, étant dans ce moment lui-même à Londres, sa présence rend inutile beaucoup de détails que, sans cette circonstance, j'aurais cru devoir lui transmettre. Une autre raison m'engage à me restreindre beaucoup; d'ici à un an, le docteur Bureaud nous promet un guide raisonné dans les hôpitaux de Londres (2). Cet ouvrage sera le manuel nécessaire de tout chirurgien du continent qui voudra visiter le Londres médical d'une manière saine et prompte, et juger d'une manière exacte, hommes et choses. Heureux moi-même, si, par une appréciation rapidement conçue, et plus rapidement écrite, de tout ce qui regarde l'ophtalmologie, je suis censé avoir, dès à l'avance, donné quelques notes pour ce livre qui sortira de la plume exercée de mon ami.

---

(1) *Revue médicale anglaise.* A Paris, chez Crochard.

(2) Avant que M. le docteur Bureaud-Rioffrey, notre compatriote, ait terminé son *Guide médical à Londres*, il veut bien, lorsque ses occupations le lui permettent, et avec une extrême obligeance, aider de ses conseils, et surtout de ses rapports honorables avec les premiers praticiens de ce pays, les médecins et chirurgiens français, ses confrères. C'est une occasion d'apprendre vite et bien, que l'on ne devra pas négliger. De mon côté, je m'empresserai de mettre en rapport avec M. le docteur Bureaud tout médecin qui pourrait le désirer.

LETTRES

SUR LES HOPITAUX DE LONDRES,

ET PRINCIPALEMENT SUR LES DISPENSAIRES OPHTALMIQUES DE CETTE GRANDE VILLE.

<hr>

PREMIÈRE LETTRE.

Monsieur le docteur Vingtrinier, médecin des prisons, à Rouen.

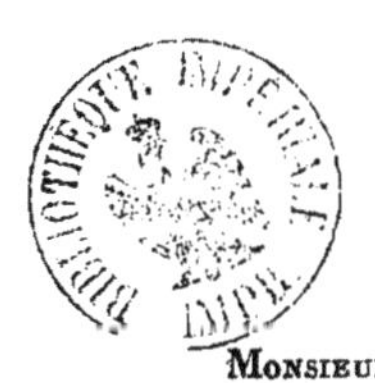

MONSIEUR ET HONORABLE CONFRÈRE,

Lorsqu'il y a deux ans je passai par la Normandie pour faire un voyage d'agrément, j'eus l'honneur de vous connaître à Rouen, et je vis en vous le praticien habile et philantrope qui connaissait à fond et pratiquait avec succès l'ophtalmologie, et traitait à l'aide d'une thérapeutique médicale ou chirurgicale aussi sage par le conseil qu'habilement conduite par la main, les infirmités oculaires de la classe pauvre d'une grande ville.

Que ne suivez - vous l'exemple de M. Midlemore, qui a fondé à Birmingham un dispensaire ophtalmique, à l'instar de ceux de Londres? que ne dotez-vous Rouen, le Manchester de la France, d'une consultation oculaire en faveur de la classe indigente manufacturière, si souvent accablée dès l'enfance par les affections d'yeux?

Puissent ces lettres que je vous adresse de Londres vous fortifier dans votre noble tentative! avec vous il n'est besoin que de dire *allez*, et pour le faire d'une manière un peu cicéronienne, je le fais par ces deux mots : *Perge et me ama.*

> J'ai l'honneur d'être avec une parfaite
> considération, mon cher confrère, etc.

Aperçu général sur les hôpitaux de Londres, sur les écoles de médecine et de chirurgie qui y sont annexées, sur les musées anatomiques de ces établissements.

Londres, le 20 août 1836.

MONSIEUR ET CHER CONFRÈRE,

A peine arrivé à Londres, j'eus le bonheur de faire une connaissance très-utile pour me guider dans cet immense foyer de civilisation, et pour arriver en peu de temps à beaucoup étudier, à beaucoup voir. J'avais été adressé à M. le docteur Bureaud-Rioffrey, auteur de la nouvelle *Revue médicale anglaise*, et dès le lendemain j'allai avec lui visiter l'hopital de Saint-Barthélemy : c'est de cette maison que je vous entretiendrai d'abord, après avoir jeté un aperçu général sur les hôpitaux et leur administration.

Les hôpitaux n'ont pas en général l'étendue de ceux de Paris. En cela ils offrent un avantage, c'est d'être plus dispersés, plus à la portée des familles, et de *sentir* moins *l'hôpital*, comme le dirait trivialement un homme du peuple. Les salles sont en général élevées, bien éclairées, et ne renferment pas au-delà de quatorze lits. L'espace entre les lits est grand, et ils sont entourés de ces petits meubles qui permettent au malade d'avoir une sorte de petit ménage, ce qui lui ôte encore jusqu'à un certain point l'idée, toujours pénible, de n'être point chez soi, et lui conserve tous les plaisirs du *at home* (au logis). Les peintures des meubles, des lits, des tables de service, toutes à l'huile, permettent un facile lavage; le plancher est toujours formé de madriers de sapin, qui, passés chaque jour à l'éponge et au savon, sont d'une blancheur et d'une propreté exquises; aussi l'odorat n'est-il pas offensé dans ces maisons par cette odeur mélangée, d'aliments, de cataplasmes brûlés, de latrines, qui chez nous, et surtout à l'Hôtel-Dieu, affecte si désagréablement, et doit être une cause réelle d'insalubrité. Une cheminée à l'anglaise, et au charbon, tient à l'état de chaleur convenable la pièce elle-même et les médicaments, je ne dirai pas les tisanes, dont les Anglais sont fort peu prodigues; le thé, permis en toute circonstance aux malades, et qu'ils doivent apporter du dehors, leur sert de boisson diaphorétique, stimulante, diurétique, apéritive, comme on voudra le dire, dans tous les cas, et pour tous les cas. Les lits n'ont pas de rideaux pendant la belle saison, excepté pour les opérés, dont le lit est en outre entouré d'un large paravent, meuble que l'on devrait introduire dans nos hôpitaux, surtout dans les salles ophtalmiques, comme isolant parfaitement le malade, et l'abritant des courants d'air bien mieux que ne peuvent le faire les rideaux.

Les lits m'ont paru bien garnis quoique bas: c'est une mode du pays; mais les couvertures sont minces pour un climat froid et exposé à toutes les variations de température. On dit les aliments très-sains; je le crois sans peine, la viande, qui est parfaite en Angleterre, cuite d'une manière toute *homérique*, ne peut s'y détériorer par de mauvais assaisonnements, et les légumes consistent en herbages vert ou pommes de terre cuits à l'eau; le pain, qui est un peu compacte, ne fait que figurer de nom dans un repas anglais, et la bière est, pour le peuple comme pour l'homme plus aisé, en santé comme en maladie, une boisson salutaire et agréable.

A chaque salle est préposée une dame remplissant les fonctions attribuées chez nous aux dames religieuses; des filles de salles sont sous leurs ordres. La plupart des hôpitaux sont de fondation particulière, et sont entretenus par les souscriptions volontaires, disons plutôt involontaires, que l'aristocratie nobiliaire, financière ou marchande, paie pour cet objet. Les personnes de haute distinction sont obligées de suivre en cela une sorte de loi de bienséance; quand un des membres de la famille royale ou de la première noblesse a attaché son nom à une souscription de charité, elle est bientôt couverte. Les administrateurs des établissements publics ne manquent pas, dans leurs apports administratifs annuels, de publier les listes des donateurs, et de faire tourner ainsi au profit des établissements la vanité des donateurs-souscripteurs, en publiant la liste des *highnes*, *rigth honorables*, *lords* et *ladies*, tels ou *tels* qui l'ouvrent; ensuite viennent les *baronnets*, les *esquar*, et la plébécule des bienfaiteurs.

Par la même raison, l'on donne aux différentes salles les noms des principaux personnages, fondateurs ou bienfaiteurs. Ainsi, l'on voit à Saint-Georges, par exemple: *Princess Victoria's yard*, *Drummond's yard*, *Queen's yard* : ou salle *Drummond*, salle *de la reine* et *de la princesse Victoria*. Les riches, en Angleterre, sont les saints auxquels l'on fait le mieux de se recommander, et auxquels le peuple doit le plus adresser ses prières, et les *lords* et les *ladies* ont remplacé pour les Anglais les patrons du calendrier omain.

En Angleterre, on ne connaît pas, comme chez nous, a centralisation universelle dans les mains du gouvernement, la nation s'administre dans les détails, les chefs de l'état et la législature ne dirigent que les grands rouages de cette importante machine. L'instruction publique est moins que chez nous sous la direction du gouvernement, il y a liberté complète d'enseignement. Aussi, pour pratiquer la médecine et la chirurgie, et la chirurgie comprend l'apothicairerie, car beaucoup de *surgeons* ou chirurgiens sont en même temps pharmaciens, il suffit d'avoir produit des certificats de cinq années au moins d'assiduité aux cours d'un hôpital, et comme on n'est admis à fournir ces certificats qu'après avoir réellement payé les droits pour chaque cours, que les professeurs n'ont pas d'autres honoraires, on ne craint pas la fraude de ce côté ; et comme le collége des physiciens et des chirurgiens perçoit encore des droits d'admission, aussi a-t-il pour usage, par égard sans doute pour des collègues qui sont censé avoir présenté un candidat suffisamment instruit, dans l'élève qui les a largement payés, de l'admettre à la première et unique épreuve qu'il ait à subir, et qui consiste en un examen qui dure à peine une demi-heure, et n'est guère qu'une formalité.

Chaque hôpital a pour annexe une école où se donnent des cours.

En voici la nomenclature :

Anatomie, physiologie.
Anatomie pathologique.
Au cours de démonstrations anatomiques est adjoint un chef des travaux anatomiques de l'hôpital, avec surveillance sur les dissections des élèves.
De chirurgie dogmatique, comprenant un cours complet de pathologie et de thérapeutique chirurgicale.
De chirurgie clinique pendant le deuxième semestre.

Un cours de médecine générale et pratique.
Les autres cours sont :
Un cours d'accouchement, des maladies des femmes et des enfants.
Un cours de chimie.
Un cours de médecine légale.
Un cours de matière médicale.
De pharmacologie.
Un cours de botanique.
Un cours d'anatomie comparée, ou plutôt de zoologie.
Un cours de physique, ou de philosophie naturelle.

Tels sont les cours théoriques et pratiques que peut suivre un étudiant anglais, dans l'intérieur de l'hôpital auquel il est volontairement attaché. S'il veut suivre la clinique, il doit s'inscrire à cet effet auprès du médecin ou du chirurgien-professeur qui en est chargé, en payant des honoraires assez forts, car, pour remplir, dans une salle de chirurgie, les fonctions d'interne, ou, comme le nom anglais le dit, de panseur (*dresser*), on ne paie pas moins de 50 guinées par an, ou 1,250 fr. ; pour l'assistance à la visite médicale, 12 guinées ou 300 fr. par an ; à la clinique chirurgicale, 25 guinées par an ou 625 fr.

Et je ne pense pas que l'on puisse négliger d'acquérir ainsi l'occasion de beaucoup voir par soi-même, quand on est riche ; et ici comme partout, dans les institutions de ce pays, le poids retentissant de l'or se fait sentir. Un élève occupe donc la première place auprès d'un professeur, dans un hospice, parce qu'il est le plus riche.... Le mérite modeste et pauvre restera au second rang. Ainsi, que l'on juge donc de l'immense avantage qu'offre à notre jeunesse médicale le patronage des hôpitaux de Paris. Le savoir naissant trouve dans l'externat un encouragement à mieux faire, et dans l'internat, une récompense réelle, un moyen de faire des études profondes pratiques, pendant quatre années, et enfin, dans le logement et les émoluments, de 500 fr. par an, un très-utile secours pour beaucoup d'élèves, tandis que pour étudier la médecine à Londres, il faut payer de très-forts honoraires pour assister aux leçons. J'ai pris, pour base moyenne, le coût, pour le cours de l'année scolaire à l'hôpital Guy, il monte à la somme de 1,250 fr., pour les cours théoriques, et en outre pour la faculté de suivre les cliniques comme externe, de 535 fr. : en tout, par année, au moins 1,800 fr. Et si, à la fin de ses cours, l'on veut faire les fonctions de chirurgien *dresser*, ou d'interne ou chef de clinique, il faut payer 50 guinées ou 1,200 fr., de sorte que le coût des études, pour cette dernière année, doit monter au moins à 2,400 fr. Les cadavres, pour les dissections, se paient, par table, 2 liv. sterl. ou 50 fr.

Ainsi, avec ses frais d'étude, ceux de la ville, et de logement, à Londres, un étudiant ne peut y vivre à moins de 5,000 fr. par an. Aussi, en général, les étudiants anglais appartiennent-ils à des familles aisées de la bourgeoisie et du commerce, mais non, comme on l'a dit, à la noblesse. Ils comptent, pour cinq années d'études, la somme de 1,000 l. ou 25,000 fr. au moins, tandis qu'un élève en médecine peut arriver au doctorat, à Paris, en cinq ou six années, en dépensant au plus 2,000 fr. chaque année, inscriptions comprises, ou 10 à 12,000 pour les frais généraux d'études; et s'il arrive à l'internat, il pourra ne dépenser que de 9 à 10,000 fr.

Et que l'on ne croie pas que l'exercice de la médecine à Londres ou en toute partie de l'Angleterre, ait des résultats prompts et faciles pour les jeunes médecins ou chirurgiens. Les difficultés sont les mêmes en Angleterre qu'en France, à Londres qu'à Paris; partout le même encombrement, les mêmes rivalités haineuses ; en un mot, cette belle profession n'offre plus aujourd'hui à ceux qui la suivent en Angleterre, en France, mieux peut-être en Italie, les seuls pays de l'Europe que j'aie visités, aucun des avantages que l'on peut demander à de grandes avances d'argent, pour une éducation prolongée jusqu'à une époque déjà avancée de la vie, à un grand exercice d'intelligence; et la médecine, destinée à jouer un rôle aussi imposant qu'utile dans la société, n'est le plus souvent que la plus laborieuse et la moins fructueuse des professions (1).

L'étude de l'anatomie offre bien moins de difficultés matérielles aujourd'hui en Angleterre qu'il y a quelques années. Ce peuple, qui soumet ses vieux préjugés religieux à la sagesse de ses législateurs, a abandonné ses haines et ses animosités contre les professeurs et les élèves qui se livrent à la plus pénible partie de l'éducation médicale, à l'anatomie.

Depuis qu'une loi du parlement a livré aux dissections le corps des malades qui meurent dans les hôpitaux sans être réclamés, il devient d'usage général de faire les autopsies, indistinctement, de tous ceux qui y décèdent, et comme les ouvertures des corps se font dans la classe supérieure, dans la vue de prévoir les maladies héréditaires, peu à peu le préjugé disparaîtra totalement.

On se demande quelle persévérance n'a-t-il pas fallu, vis-à-vis de tels obstacles, aux chefs des écoles médicales attachés aux principaux hôpitaux, pour créer dans chacun d'eux des musées anatomiques et pathologiques, qui peuvent servir de modèles en ce genre.

Les hôpitaux de Guy, de Saint-Thomas, de Saint-Barthélemy, de l'Université de Londres, renferment des collections anatomiques, et surtout pathologiques, du plus haut intérêt. Ces collections, systématiquement rangées, sont, pour les étudiants, une sorte de livres où toutes les maladies organiques viennent se montrer dans un ordre métho-

______

(1) J'ai vu nombre de jeunes médecins anglais, établis à Londres, n'arriver, au bout de deux ou trois années de pratique, qu'à de minimes émoluments, pour être médecin d'un dispensaire de charité, ce qui ne mène pas à des résultats très-prompts. On a vu un médecin dépenser en visites, diners aux souscripteurs (car les souscripteurs, comme les électeurs politiques, dînent très-bien en Angleterre), la somme énorme de 1,000 liv. sterl. ou 25,000 fr.

dique. Dans chaque musée, un préparateur en chef travaille constamment à enrichir le dépôt qui lui est confié. Si un médecin étranger se présente pour prendre sa part des renseignements que ces collections renferment, il est admis avec le même empressement, tout est mis à ses ordres. Tout ce qui peut faciliter son travail et ses recherches lui est prodigué à l'instant. Les Anglais comprennent très-bien la confraternité de la science. Chaque musée a son catalogue imprimé dans un ordre philosophique, par système : on y voit de magnifiques collections de maladies des os, et dans l'hôpital de Saint-Barthélemy et à Guy's Hospital, il nous a été possible de reconnaître des déviations latérales à une seule courbure de la colonne vertébrale, celle du col étant à peine visible. La collection des maladies des os, à Saint-Barthélemy, va servir de type à un grand ouvrage sur les maladies de l'appareil locomoteur passif, du docteur Stanley, professeur d'anatomie et chirurgien en second de l'hôpital. Les pièces pathologiques concernant les maladies des voies urinaires, qui ont fixé l'attention de M. Guthrie, chirurgien en chef de l'hôpital de Westminster, y sont conservées avec grand soin dans le musée naissant de cet établissement. A Guy's Hospital, on peut observer une magnifique série de préparations herniaires, et de pièces sur les maladies des artères. Quand on pense que presque toutes sont sorties des mains des Abbernety, des As. Cooper, des Travers, des Lawrence, des Hogdson, etc., et ont servi de matériaux à leurs ouvrages ; que quelques-unes de ces préparations sont des trophées élevés à la chirurgie, comme science appartenant à l'humanité tout entière, l'on ne peut contempler sans un religieux respect la pièce qui représente à nos yeux le résultat de la ligature de l'aorte, dans sa partie lombaire, par Ashley Cooper ; opération audacieuse que la réussite ne devait pas sanctionner ; des exemples de ligature de la carotide, de la sous-clavière, de l'iliaque externe, par MM. Cooper, Keate, etc. Plusieurs de ces cas ont été recueillis, et les préparations faites dix, douze ou quinze années après l'opération, le malade, par reconnaissance, léguant son corps à l'hôpital.

Les maladies des yeux offrent aussi de belles séries de pièces dans chacun de ces hôpitaux. Elles devaient fixer mon attention, et elles ont donné à mes idées, sur les différentes espèces de cancer de l'œil, une netteté qu'elles n'avaient pas, comme je le publierai plus tard ; les préparations anatomiques de cet organe, de magnifiques injections, soit au vernis, soit au mercure, en éclairent aussi la pathologie ; et à ce sujet, j'ai pu observer une très-remarquable suite de préparations bien conçues, bien conservées, de l'œil dans la série des animaux vertébrés et des mollusques céphalopodes, chez M. le docteur Dalrymple, attaché au dispensaire ophtalmique de Londres (1).

L'anatomie pathologique reçoit donc en Angleterre, comme nous venons de le voir, un véritable culte ; elle a ses temples, et de nombreux pontifes. Espérons que bientôt, grâces à la volonté puissante de l'illustre chirurgien de l'Hôtel-Dieu, qui n'est plus ; grâces aux talents, au zèle du savant professeur appelé à remplir ses intentions (2), la chirurgie française, fière de son musée *Dupuytren*, n'aura plus rien à envier, sur ce sujet, à l'Angleterre et à l'Allemagne.

Les principaux hôpitaux de Londres sont :

L'hôpital Saint-Barthélemy, dans une position centrale, près de Newgate et du marché

---

(1) Je serai heureux et fier d'élever à l'ophtalmologie, en France, un pareil édifice. Le musée annexé à mon dispensaire renfermera aussi bientôt, je l'espère, une collection recommandable de pièces destinées à faire connaître facilement *de visu* l'anatomie et la pathologie de l'œil. Ma vie tout entière sera consacrée à y réunir les plus belles préparations, et je laisserai au successeur de mon choix, comme à ceux qui viendront après nous, à compléter cette série. Plus heureux que Dupuytren, notre illustre maître, je fonde dès mon vivant, pour l'ophtalmologie, ce qu'il n'a pu faire qu'après sa mort, pour l'anatomie pathologique, cette base fondamentale de toute diagnose chirurgicale, qu'il avait cultivée, et qu'il avait éclairée par les aperçus aussi profonds que lumineusement exprimés.

(2) M. Cruveilhier, nommé pour remplir la place de professeur d'anatomie pathologique, fondée par M. Dupuytren.

aux bestiaux de Smithfield.—L'ordonnance des bâtiments est sévère et régulière; ce sont quatre pavillons entourant un quadrilatère. — A la tête de la chirurgie de l'hôpital est M. W. Laurence, bien connu des médecins français par son ouvrage sur les hernies, traduit et annoté par J. Cloquet, par ses leçons sur les maladies des .yeux, données lorsqu'il était premier chirurgien au *London dispensary*. M. Laurence a regretté que ses leçons, qui sont pourtant un des meilleurs résumés sur l'ophtalmologie que nous puissions mettre, à Paris, entre les mains des élèves, ait été publiées, sans qu'il eût pu les revoir, dans la *Lancette anglaise*, et traduites par Billard : aussi s'est-il imposé la tâche de compléter son œuvre dans un traité *ex professo* sur la chirurgie oculaire, ouvrage que je veux étudier avec soin, dans l'espoir de le faire passer en entier, ou au moins pour le fond, dans un manuel des maladies des yeux, que je donnerai dans la forme aphoristique, aussitôt que l'expérience et plus de pratique auront mûri mon jugement (1).

M. Earle est aussi chirurgien à Saint-Barthélemy ; c'est à lui que l'on doit un lit mécanique à doubles plans inclinés.

Les atèles pour les fractures de la cuisse et de la jambe, employées dans cet hôpital, ont arrêté l'attention de M. Sanson. Elles sont destinées à seconder seulement la position fléchie du membre brisé, position naturelle, que les animaux qui ont les membres cassés adoptent instinctivement.

Guy's Hospital, situé au-delà du pont de Londres, sur la rive droite de la Tamise, contient à peu près cinq cents lits. Il est composé de deux grands corps de bâtiments disposés en parallélogramme autour des deux cours intérieures. — En outre, des pavillons isolés, au milieu d'une sorte de jardin, servent de salles très-bien disposées pour les maladies oculaires, et pour les femmes en travail.

L'école de cet hôpital est la plus suivie; les élèves y trouvent, ainsi qu'à *Saint-Thomas*, situé de l'autre côté de la rue, tous les moyens d'instruction théorique et pratique. — L'hôpital Guy renferme le musée anatomique et pathologique le plus riche. — C'est là et à Saint-Thomas, avons-nous dit, que l'on trouve les préparations des cas les plus mémorables de ligatures d'artères.

Le catalogue de ce musée est tout à la fois un index très-commode et suffisamment descriptif, et un livre d'anatomie générale et pathologique, par les excellentes têtes de chapitres qu'y a ajoutées le conservateur et professeur d'anatomie M. Hogdkin sur l'état sain et morbide de chaque système. C'est à *Guy's Hospital* que sir Ashley Cooper a parcouru sa longue et honorable carrière chirurgicale. — Aujourd'hui il n'est plus que nominalement en tête de la chirurgie de cette maison, un de ses neveux le remplace. Ainsi, Ashley Cooper ajoute à sa gloire un exemple de bon sens trop rarement suivi à Paris, c'est de se démettre à temps.

L'hôpital *Saint-Thomas* est presque une succursale de celui de *Guy*. M. Travers, connu par ses ouvrages chirurgicaux, et des oculistes, en particulier, par son *Synopsis of the deseases of the eye*, et M. Tyrrhell (nous rencontrerons ce dernier comme chirurgien au *London dispensary*, pour les maladies des yeux) y occupent les deux premiers postes de la chirurgie.

L'hôpital *Saint-Georges*, nouvellement construit avec une recherche extérieure et intérieure qui se ressent du voisinage des demeures aristocratiques des environs, a pour chirurgiens en chef MM. S. B. Brodie et Keate.— En second, M. Walker, auquel j'ai vu

---

(1) Ce livre, que j'ai reçu des mains de M. Laurence lui-même, celui des chirurgiens anglais qui possède le plus cette *gentillezza* hospitalière dont je parlais, est pour moi un don précieux et une source où je devrai puiser souvent, et joint à l'accueil amical que j'ai reçu de M. Laurence, sur l'introduction du docteur Bureaud, il me sera un souvenir honorable de mon passage à Londres.

enlever un cancer mélanique de l'œil, cas sur lequel je reviendrai en temps et lieu. L'École de médecine qui est annexée à l'hôpital Saint-Georges ne fait que commencer à s'élever, et a déjà porté des fruits.

L'hôpital de Westminster, situé près de l'abbaye, dans ce quartier riche en monuments gothiques, vient d'être reconstruit dans ce style ; c'est aussi une école de chirurgie et de médecine, mais beaucoup moins d'élèves en suivent les leçons. C'est l'honorable M. Guthrie qui y occupe le rang de premier chirurgien ; je l'y ai vu essayer une tentative de lithotripsie, à l'aide des instruments broyeurs, à pression, de Weiss, coutelier à Londres. La pierre fut saisie et broyée, mais le sujet était un des plus mal disposés pour cette opération. A propos de lithotripsie, j'ai eu l'occasion de voir à Londres M. Heurteloup, notre chirurgien français, qui tire, assure-t-on, de grands avantages de sa position insulaire. Quelques personnes croiraient peut-être que, parce que M. Heurteloup s'occupe de perfectionnement aux armes de guerre, il n'ajoute plus rien à l'art chirurgical, qu'il exerce à Londres dans une sphère élevée : on se tromperait ; mais par une disposition assez commune à l'esprit humain, l'habitude de se livrer à des inventions mécaniques le porte à parcourir plusieurs problêmes de mécanique à la fois, et les fusils et les lithotripteurs marchent de front dans ce cerveau bien organisé. Les autres hôpitaux et écoles médicales de Londres sont *London hospital*, *Middlesex hospital*. M. Ch. Bell, ce physiologiste ingénieux, si célèbre par ses recherches sur les nerfs respiratoires, était à la tête de la chirurgie et de l'anatomie de ce dernier établissement qu'il vient de quitter, pour prendre, à Edimbourg, le rang de doyen de l'université.

L'ancien *collége* des chirurgiens, l'*Université de Londres*, le *King's collége*, sont les autres établissements où l'on fait des cours sur les principales parties des sciences naturelles. —L'anatomie comparée est professée, au collége des chirurgiens, par M. Richard Owen, déjà bien connu en France par d'importants travaux et en particulier par son beau travail sur les glandes mammaires de l'orinthorihque; son anatomie du *nautilus pompilius*, etc., etc.

Nous laisserons à M. le docteur Bureaud le soin de s'étendre davantage sur les immenses ressources qu'offre la ville de Londres à l'avancement des sciences, et nous bornerons là ces considérations générales.

De quelques usages médicaux à Londres.

Il m'a paru intéressant de noter ici quelques usages que les convenances médicales admettent à Londres, et qui sont encore rejetés, et fort à tort, selon nous, à Paris. Quelques circonstances de mœurs de la première de ces villes rendent peut-être plus simple l'habitude reçue, pour chaque médecin, de mettre son nom sur une plaque de cuivre au dessous du marteau de la maison. Ainsi, l'on voit sur la porte d'une maison cette désignation—D. *Guthrie esq.* Sur une maison dans une rue à côté, D. *Travers* Bt. Sur celle d'une maison dans une rue à côté, D. *sir Ashley Cooper*, *sir Benjamin Brodie*, qui eux-mêmes ne dédaignent pas cet usage fort commode pour les personnes qui ont affaire à eux, et ces plaques, qui ne portent que le nom et la profession, nous ont servi à M. Sanson et à moi-même, lorsque nous étions ensemble en visite, contre l'infidélité de la mémoire des nombres. Comme chacun, en Angleterre, habite une maison particulière, cet usage peut d'autant mieux être admis; à Paris, dans nos maisons communes, il y aurait quelques difficultés d'exécution; cependant, lorsque je fis à l'assemblée pour l'association médicale la motion de recevoir cet usage, comme convenable, elle fut bien accueillie, et, pour mon compte, je ne croirais pas déroger par cette indication aux convenances médicales.

Il est impossible que le charlatanisme famélique ne jette pas, dans une ville comme Londres , quelques racines, que cette cité n'ait pas ses charlatans : mais au moins le *quakerisme,* c'est le nom que l'on donne à cette situation des médecins qui se prônent eux-mêmes, promettent des cures miraculeuses, etc., etc., ne lève pas, comme de nos jours à Paris, sa tête hideuse, et ne salit pas les murs de ses affiches jaunes, bleues, vertes, de toutes couleurs ; véritable scandale public, contre lequel l'honneur de la profession doit se révolter, et contre lequel il faut espérer que la loi sur la profession médicale apportera quelque puissant palliatif.

Les spécialités médicales et chirurgicales sont honorées en Angleterre, lorsque les hommes qui les exercent savent les faire honorer en eux-mêmes , en restant dans le corps médical, et ne se jetant pas dans un coupable *à parte.* On parle souvent de l'avantage qu'ont les médecins anglais d'être payés à chaque visite, sans mémoires : cela mérite explication, et n'a lieu que pour les médecins membres du collége royal des médecins, qui, d'après la loi anglaise, n'ont aucun recours pour un paiement subséquent ; de sorte que l'usage de ne pas faire de mémoire est né ici de la force des choses, et cela se conçoit d'autant mieux que ce n'est guère que pour une consultation, dont le prix est d'une guinée qui se paie ordinairement en or (26 francs), que l'on appelle dans les familles de moyenne fortune un médecin du collége Royal; on a d'abord recours à l'*apothicaire surgeon* du quartier, qui lui seul a le droit de faire payer comme objet vénal les médicaments qu'il prescrit, aussi en prescrit-il beaucoup, et la polypharmacie anglaise n'a peut-être pour origine que la cupidité du médecin marchand. — Il serait tout-à-fait convenable que le corps médical à Paris, renonçant à la patente qui lui donne un droit de poursuite, qu'il néglige le plus souvent, se trouvât dans le droit d'exiger les honoraires de suite à chaque visite. — C'est un des points sur lesquels on doit appeler l'attention de la commission chargée de préparer la loi d'organisation sur la médecine, qui devient bien urgente, car nous sommes débordés de toutes parts, et la dignité médicale à Paris croule, fait eau de tous points et menace de s'abîmer.

Les médecins et chirurgiens anglais arrivés au premier rang font une belle fortune ; ils affectent un grand luxe de voitures et de livrées, ce qui les rapproche de l'aristocratie ; mais cependant, comme ils ne peuvent franchir la distance sociale qui les en sépare, que la société de la classe moyenne ou marchande aurait peut-être de faibles attraits pour eux ; il m'a paru qu'ils savaient se faire une vie heureuse, dans l'intérieur de leurs familles, dans les douceurs du *comfortable life* : pendant la belle saison, les délices de la maison de campagne et une société choisie peu nombreuse remplissent leurs loisirs. — On ne voit pas à Londres, comme à Paris, par le temps qui court, les médecins chercher à se surpasser par un luxe ruineux, et vouloir se faire une clientelle en donnant des bals somptueux, des dîners splendides. N'est-ce pas commencer par où il faudrait finir?

Dispensaire ophtalmique de Londres. 1° London Royal Infirmary for *deseases* of the eye *ou* Dispensaire Royal pour les maladies des yeux à *Moorfields.* — *Histoire de sa fondation; procédés chirurgicaux en usage.* — *Pratique médicale.* — *Résultats et bienfaits répandus dans la classe ouvrière par ces dispensaires.* — *Leur établissement à Paris.*

Voulant devenir moi-même fondateur à Paris d'un dispensaire pour les maladies des yeux, en faveur de la classe ouvrière des 7°, 8° et 9° arrondissement municipaux de cette ville, pensée que je n'ai jamais cessé d'avoir avant et depuis mon exercice, comme chef de clinique, à l'Hôtel-Dieu, j'ai dû aller à Londres m'enquérir de tout ce qui con-

cerne ces dispensaires modèles, sous le rapport administratif et sous le rapport thérapeutique chirurgical ou médical.

Ce n'était pas assez pour moi des lumières que j'ai puisées en Italie à la clinique ophtalmologique de Naples, dirigée par Quadri, élève émérite de l'illustre Scarpa, et de
celles que j'ai pû recueillir sur l'ophtalmologie, bien que cultivée dans nos hôpitaux de
Paris d'une manière moins spéciale, en France qu'en Allemagne, en Angleterre ; j'ai
voulu voir les dispensaires de Londres, qui ont été comme les foyers d'où sont sorties,
de nos jours, après être émanées d'abord de Vienne, les connaissances les plus positives
sur l'ophtalmologie pratique, considérée non comme un démembrement, mais comme
une partie qui mérite d'être cultivée à part, de l'art de guérir.

Je ne reconnais pas de spécialité médicale dans l'acception rigoureuse et philosophique
du mot ; *de capite ad calcem*, l'organisation saine ou malade est une, et c'est ce que nous
prouverons en adoptant les idées anglaises, qui admettent plutôt, si l'on peut dire, une
médecine qu'une chirurgie oculaire dans le plus grand nombre de cas, et qui, très-rai-
sonnablement, conduisent les médecins à traiter toute la constitution pour traiter l'œil
malade. Mais quant à la médecine opératoire, la spécialité oculistique est une des mieux
limitées. Elle requiert un tel exercice de l'œil, qui suit et dirige de la main et qui conduit
l'instrument, que peu d'hommes peuvent, comme chirurgiens, se livrer à l'oculistique.
Ce n'est donc que bien sûr de soi-même, qu'après avoir étudié toute la chirurgie et toute
la médecine, heureux d'une main sûre et légère comme celle du peintre, et plus que
celle du peintre, doué d'un sang-froid imperturbable, que l'on peut exercer la chirurgie
de l'œil. Aussi, ce n'est qu'après cette épreuve, déjà bien des fois satisfaisante pour moi,
que je me livrerai *spécialement*, mais non dans le sens fâcheux que quelques personnes
attachent à ce mot, à la chirurgie oculaire. Mais revenons à Londres, au *London
dispensary*.

Gloire à John Cuningham *SAUNDERS* ! Il a fait, pour cette immense population de
Londres, où tant de misères, d'obscurs et d'incessants labeurs fatiguent, minent, épuisent
depuis les yeux jusqu'au cœur ces prolétaires méritants, qui versent leurs sueurs, fatiguent leur vue pour donner aux heureux de leur pays et du monde entier, de riches
tissus, des métaux artistement façonnés, des cristaux étincelants. Gloire, répétons-le,
à John Cuningham *SAUNDERS* qui, d'après quelque chose de semblable fondé déjà à
Vienne, créa, avec l'aide d'autres gens de bien, vers 1804, l'infirmerie oculistique de Londres ! Il a bien mérité à la fois de ses concitoyens pauvres, de l'humanité tout entière, et des
médecins, qui, ses premiers serviteurs, peuvent facilement apprendre, dans un champ
si vaste d'observations, à écarter du berceau de l'enfance, comme du lit du vieillard, la
longue agonie de la cécité.

Je commencerai par vous donner quelque notion sur l'établissement du *London infirmary*. Il eut d'abord pour siége une maison particulière, mais le montant des souscriptions permit bientôt de bâtir l'édifice actuel, qui, convenablement distribué pour
l'usage auquel on le destinait, fut ouvert au public en mars 1805. Il se compose d'une
maison à deux étages, isolée, entourée, sur la rue, d'une belle grille, et ayant sur ses
derrières une vaste cour faisant jardin. Dans un bâtiment en aile existe un amphithéâtre
capable de contenir vingt-cinq élèves et servant aux leçons cliniques : ce fut là que
M. W. Laurence, aujourd'hui chirurgien en chef à Saint-Barthélemy, donna ces *lectures*
sur les maladies des yeux, qui, d'abord sténographiées et insérées dans le journal médical
la Lancette, ont été transcrites dans notre langue par feu Billard ; ouvrage sur lequel
nous reviendrons dans la lettre où je traiterai de la bibliographie ophtalmologique
anglaise. Au rez-de-chaussée du bâtiment principal sont les salles d'attente, la salle des
consultations et la pharmacie dont la pièce est partagée en deux parties : l'une servant
d'officine, et l'autre accessible au public, avec une sorte de comptoir ou bureau pour la
distribution des médicaments.

Le personnel se compose de deux médecins, MM. Farre père et fils, qui ne sont appelés qu'à titre de consultants, et de deux chirurgiens en chef (1) ayant chacun un adjoint ou assistant. Ces deux chirurgiens, aujourd'hui MM. Fred. Tyrell et M. Scott, et leurs assistants, MM. Mackmurdo et Dalrymple, se partagent le service hebdomadaire. Les mardi et vendredi, MM. Tyrell et Mackmurdo; les lundi et jeudi, MM. Scott et Dalrymple. En effet, le nombre des malades est si grand qu'un seul médecin ne pourrait suffir à les examiner tous; et bien que le service soit subdivisé encore entre deux chirurgiens en chef, on est obligé de le subdiviser encore entre celui-ci et son assistant, car le nombre des malades est bien de deux à trois cents chaque jour, non pas tous nouveaux, il est vrai, mais en traitement.

Un registre est ouvert et tenu par un élève pour l'inscription des malades; divisé par colonnes, il renferme la désignation de l'âge, du sexe, de la demeure du malade, la nature de sa maladie. J'ai trouvé qu'il était à regretter qu'il ne constatât pas aussi les professions. C'est un élément d'hygiène oculaire que l'on ne doit pas négliger, et que j'aurai soin de recueillir dans le dispensaire que je vais ouvrir pour compléter les aperçus statistiques vraiment curieux que j'avais déjà établis lors de mon exercice (1833-34) à l'Hôtel-Dieu.

Chaque malade reçoit une feuille qui lui désigne le chirurgien auquel il aura à se représenter, l'heure de la consultation, et sur laquelle est inscrite la nature de la maladie et les prescriptions à mesure de leur date.

Après la visite, les malades passent à la pharmacie pour y recevoir les médicaments appropriés dans des vases qu'ils ont dû apporter : les collyres liquides, ce que le peuple appelle des *eaux pour les yeux*, ou l'acétate de plomb étendu d'eau, le collyre de sulfate de zinc, et de sulfate de cuivre, ou l'eau alumineuse, leur sont délivrés avec une largesse tout-à-fait satisfaisante pour le peuple, qui estime souvent les médicaments d'après leur origine. Cette distribution est très-peu onéreuse pour le dispensaire, comme l'on comprend bien, et a le grand avantage d'ôter aux malades jusqu'à l'idée d'aller acheter à grands frais chez les pharmaciens de la ville, et, qui pis est, à des charlatans, vendeurs d'arcanes, des collyres, qui reviennent à peine au dispensaire à 5 c. la pinte.

On y donne aussi, selon les cas, les pilules et les poudres purgatives, des collyres plus composés que ceux que nous avons cités, l'emplâtre à vésicatoire, suffisant pour exutoire à placer, etc., etc. En un mot, le malade en sortant du dispensaire n'a plus qu'à suivre son ordonnance et à faire usage des médicaments qu'il a reçus, de la manière qui lui est indiquée sur un papier imprimé, qui accompagne le médicament. Ainsi, si c'est une pommade, on dira sur la note : « En mettre gros comme un pois entre les paupières et faire fondre en frottant doucement, chaque soir. »

Si c'est un bol purgatif, on dira : « Prendre le matin, à jeun, deux heures avant le thé. »

On a renoncé au dispensaire du *London infirmary* à donner des sangsues aux malades. Ils les vendaient à vil prix aux pharmaciens; et comme le prix d'une sangsue est à Londres de trois pences ou 3o c. à peu près, cette distribution constituait une dépense très-considérable pour le dispensaire, et favorisait un abus. On les ordonne lorsque le cas l'exige; c'est au malade à s'en pourvoir. Le plus que l'on peut on se sert pour y suppléer des ventouses scarifiées.

---

(1) L'exercice des chirurgiens dans le dispensaire ne dure pas au-delà de quelques années. C'est un premier degré pour passer dans les plus belles places de la chirurgie générale. Ainsi, MM. V. Laurence et B. Travers, aujourd'hui à la tête de la chirurgie, comme praticiens et comme professeurs, à Saint-Barthélemy et à Saint-Thomas, ont, au début de leur illustre carrière, honoré de leur talent le Dispensaire ophtalmique de Londres, et y ont posé les bases de leur réputation aujourd'hui consommée. MM. Travers et Laurence s'y sont succédé, et c'est à leur exercice dans leur établissement que nous devons leurs excellents ouvrages sur la matière.

Le pharmacien actuellement en exercice, M. Turner, qui parle très-bien le français, a eu pour moi mille obligeances, me communiquant les formules, et des renseignements administratifs utiles.

Le pharmacien et un élève interne sont logés dans la maison, avec le directeur. Le logement et le chauffage est la seule indemnité qui leur soit accordée. Il y a en outre un gardien et des infirmières pour le service des salles.

Le premier étage est divisé en quatre salles assez petites, mais bien aérées, pour recevoir chacune sept, huit ou dix malades. En tout, trente lits, moitié pour les hommes et moitié pour les femmes : des lits espacés, des rideaux pour les défendre des mouvements de l'air, des volets à compartiments et des carreaux dépolis, des stores d'étoffe verte, qui permettent de varier en degrés divers la vue à la lumière ; une excessive propreté ; tels sont les moyens hygiéniques qui entourent les opérés ou les malades que des cas très-graves ont fait recevoir dans la maison comme internes.

Chirurgie oculaire.

C'est le vendredi de chaque semaine que sont pratiquées les opérations sur les malades internes ; les deux chirurgiens en chef et leurs assistants se réunissent à cet effet, pour se communiquer leurs observations, et profiter des avantages d'une réciproque émulation.

Le premier jour que j'ai pu assister aux opérations, MM. Tyrrel et Scott pratiquèrent l'un et l'autre l'extraction de la cataracte. Comme l'ensemble de leur manœuvre opératoire diffère essentiellement de celui suivi généralement à Paris, je crois devoir vous en donner la description et de toutes les circonstances concomitantes.

Au milieu d'un petit amphithéâtre destiné aux opérations, bien éclairé, est un lit étroit à hauteur de table à manger, sans dossier, et garni d'un matelas piqué très-dur ; un traversin, aussi très-fortement rembourré, et destiné à porter la tête du malade, étant placé sous la nuque exactement comme les petits billots de bois qui supportent la tête des cadavres sur les tables à disséquer.

De cette façon, le malade est bien mieux que sur un lit ordinaire, il ne s'y enfonce pas, il a la face dirigée tout naturellement vers le plafond ; le chirurgien, soit qu'il l'opère par derrière et en se mettant au chevet du lit, soit en devant, sur l'un des côtés, n'est nullement gêné, et atteint facilement le malade. Le premier des chirurgiens que je vis opérer fut M. Tyrrel ; il se plaça derrière le malade, relevant lui-même la paupière supérieure avec deux doigts, le coude commodément appuyé sur le lit-table. Le sujet de l'opération était un petit vieillard de soixante à soixante-cinq ans ; la cataracte, par sa couleur un peu roussâtre, faisait préjuger qu'elle était dure au centre et enveloppée d'une légère couche de substance diluée. C'était donc un cas favorable à l'extraction.

La paupière supérieure étant relevée par les deux doigts index et médium de l'operateur, celui-ci saisit de la main droite (un aide maintenant d'un doigt la paupière inférieure, et le globe de l'œil se trouvant ainsi comme fixé entre trois doigts), il opérait sur l'œil droit, un couteau (celui dit de Richeter), et le tenant à plat, l'instrument ayant son tranchant dirigé en avant, l'incision par conséquent devant être dans le segment inférieur de la cornée. Il l'introduit selon le plan horizontal, parallèle à l'œil, qui doit être celui de la section ; et sans changer la position par une ponction perpendiculaire à ce plan, comme nous avons habitude de le faire, pour éviter de labourer la cornée, par une incision en biseau. Cette crainte est assez mal fondée, si on a le soin de diriger la pointe bien parallèlement au plan de section parallèle à celui de l'iris, et de chercher à plonger dans la chambre antérieure, et de ne pas s'arrêter, jusqu'à ce que l'on voie jaillir une goutte de liquide. En agissant ainsi, on évite *un temps*, l'œil averti n'a pas l'instant de fuir devant la pointe, et de se cacher dans le grand angle de l'œil, sous les plis de la conjonctive. Bien appuyé par son avant-bras, agissant sur un œil qui cherche peu à se dérober au couteau, car il regarde en haut, faisant son incision d'un trait, maître de la paupière supérieure, qu'il laisse tomber lui-même, le chirurgien nécessairement a des avantages dans cette manière d'opérer : le lambeau terminé, les paupières abaissées, il laisse au malade le temps de se reconnaître, et à la pression oculaire, celui de préparer l'issue du cristallin, par la sortie ménagée de l'humeur aqueuse, ensuite il se sert, en relevant lui-même la paupière supérieure, manœuvre chez nous confiée à un aide, et qui pourtant est si importante et si délicate, d'une aiguille plate, tranchante seulement au bout, emmanchée sur le même ivoire que la curette. Il soulève le lambeau, ouvre la capsule, et par des pressions ménagées, procède à l'expulsion, mais ici avec des circonstances très-favorables à la non-sortie du corps vitré, la coque ouverte de l'œil conservant son ouverture supérieure à son fond.

Lorsqu'il reste quelques portions de la substance diluée et comme pâteuse du cristallin, le chirurgien ne va pas chercher à les extraire avec la curette, il se confie au pouvoir absorbant de l'organe, et ainsi il évite à l'œil des recherches fatigantes et inutiles.

Ainsi, dans le premier cas dont je fus témoin, c'était devant soi que le chirurgien avait le tranchant de l'instrument, et l'incision était par conséquent inférieure ; dans le second cas, qui fut pratiqué immédiatement après, le chirurgien ne se dérangea pas de place, seulement, voulant pratiquer l'incision supérieure, il conduisit l'instrument de dehors en dedans, toujours de la main droite, mais avec le tranchant dirigé *contre soi*, de l'angle externe à l'angle interne. Le sujet était un vieillard de soixante ans, d'une forte complexion, portant du côté de l'œil gauche une cataracte ancienne (trente ans), d'un blanc crétacé, très-grosse, touchant de tous côtés aux limbes de l'iris, et par conséquent interceptant tout abord à la lumière ; le long temps depuis que cet œil était voilé, et une immobilité des iris faisait penser avec juste raison à ces messieurs, comme à moi-même, qu'une opération avait peu de chances de succès, aussi M. Tyrrel s'abstint-il pour ce côté. L'autre œil portait une cataracte plus récente, distante de l'iris, et de couleur ambrée, ce qui donnait à penser que le noyau du cristallin était dur. L'incision supérieure est, le malade étant couché, tout aussi facile, et même plus facile que l'inférieure, car il est plus commode de conduire l'instrument le tranchant *contre soi* que *devant soi*. Jusqu'ici j'apprécie peu les avantages de l'incision supérieure. S'il m'était démontré que le lambeau maintenu par la paupière supérieure, qui recouvre presqu'en entier le globe de l'œil, est moins exposé à être écarté que par l'inférieure, ce qui à la rigueur peut être ; s'il m'était bien prouvé que la cicatrice est aussi mieux cachée, je n'hésiterais pas à l'adopter pour tous les cas ; je comprends mal cette manœuvre si l'on opère étant debout, le malade assis, et le chirurgien opérant par dessus la tête, j'y trouvais des difficultés, que la position couchée sur un lit-table fait totalement disparaître. A M. Tyrrel, succéda M. Scott, le second chirurgien-chef du dispensaire ; il pratiqua par incision supérieure une cataracte de l'œil gauche avec la main gauche. L'on voit que la position couchée n'est pas admise pour cacher un défaut d'ambidextrie, mais pour les avantages réels. Cette opération fut faite avec un calme, une prudence admirables ; les chirurgiens anglais ne perdent pas en paroles, au moment d'agir, rien de ce sang-froid si nécessaire, et que quelques chirurgiens du continent évaporent en causeries, quelquefois en facéties déplacées, lorsque l'on est sur le point de remplir un ministère sérieux, celui de l'opérateur ; et vraiment tout ce *multiloquium* ne tourne, ni à la consolation du malade, ni au mieux faire de l'opérateur, ni à l'instruction de l'assistance.

Dans cette même séance, déjà si instructive pour moi, qui veux bien faire, puis encore mieux en chirurgie oculaire, M. Tyrrel pratiqua une de ces opérations qui ne sont pas régularisées par les préceptes écrits de l'art, mais que le bon sens sanctionne. Une jeune fille, par suite d'anciennes maladies, se trouvait dans un état presque complet de cécité; l'œil gauche offre une opacité complète de la cornée avec une atrophie du globe, il n'y a donc rien à tenter de ce côté. L'œil droit, moins malade, est pourtant staphylomateux en cul de bouteille, avec *atrésie* de la pupille, et *synéchie* postérieure de l'iris sur un corps lenticulaire d'un blanc d'argent, que l'on reconnaît être la capsule du cristallin parcheminée. M. Tyrrell voulant tenter dans ce cas très-aventureux une pupille artificielle à ouvrir sur le limbe externe de l'iris, pensant que le cristallin gênerait et rendrait la tentative inutile, opaque qu'il était, et adhérent par sa capsule; a voulu au moins diminuer son volume ; pour cela il a cru devoir agir sur le cristallin, en perçant sa capsule avec l'aiguille keratonixis, et amener ainsi le dessèchement du cristallin par absorption. La tentative que j'ai vu faire était la troisième, et déjà, comme je l'ai dit, tout paraissait réduit à cette sorte de cataracte qu'on appelle *siliqueuse*. Certes, si quelque chose peut rendre, partiellement au moins, la vue à cette jeune fille, c'est bien cette ingénieuse manière de hâter une circonstance quelquefois naturelle. Dans ce cas, le chirurgien se sert d'une aiguille plate *de Saunders*, et la fait pénétrer, non par le centre, mais par un des points externes de la circonférence de la cornée, en dirigeant vers le centre de la pupille, là où est le corps à attaquer, la pointe de l'aiguille. Les chirurgiens anglais me paraissent bien plus hardis que nous, pour attaquer par l'instrument certains obstacles à l'entrée libre des rayons lumineux; ils ont plus que nous confiance dans la tolérance de l'œil pour un fer habilement conduit. Ainsi, j'ai vu M. Tyrrel essayer des pupilles artificielles dans des cas désespérés de staphylomes. Voici comme il agit : le malade est couché comme pour la cataracte; il fait à la cornée une incision, non un lambeau, qui peut avoir tout au plus trois à quatre lignes, en enfonçant le couteau d'une longueur déterminée, là où son tranchant atteint cette largeur, la pointe du couteau est dirigée de manière à faire dans un seul temps une plaie pénétrante à la cornée et au limbe de l'iris, il introduit ensuite dans cette fente linéaire un crochet-mousse, et tire vers la plaie de la cornée, un des bords de l'incision, qu'il excise avec des ciseaux à la Maunoir, aussitôt qu'il affleure au dehors, aussi on a une excision de l'iris avec perte de substance, méthode seule rationnelle pour ouvrir les pupilles artificielles. Car comme nous le dirons un peu plus bas, les instruments qui divisent à l'aide d'un seul tranchant, ne peuvent rien sur le tissu flasque et pourtant très résistant de l'iris.

M. Scott tenta aussi devant moi une opération fort rationnelle, et que nous ne faisons pas en France, quoique les occasions n'en soient pas rares.

A la suite de l'abaissement, si la capsule n'a pas été brisée suffisamment , si les lambeaux se sont de nouveau réunis en forme de toile opaque, comme après des épanchements plastiques, à la suite d'iritis , il se forme dans l'espace pupillaire de fausses membranes parcheminées avec adhérence au limbe circulaire de l'iris , d'une manière quelquefois irrégulière, de sorte qu'il y a déformation de l'iris et perte de la vue, par suite de cette pseudo-cataracte. Nous en avons vu plusieurs cas à l'Hôtel-Dieu, à la suite d'iritis syphilitique , ou survenue à la suite de la métastase laiteuse (car j'admets les métastases).

L'usage des mercuriaux a incontestablement une action sur ces fausses membranes pupillaires, il les rend plus diaphanes, mais la substance dure, parcheminée, qui les forme cède difficilement à l'action sollicitée des absorbants. Que faire dans ce cas ? M. Scott a répondu devant moi, d'une manière victorieuse, à cette question, en attaquant avec l'aiguille à keratonixis cette fausse membrane, en appuyant de la pointe sur son centre. Cette fausse membrane cède à tout son pourtour d'attache, comme la peau d'un tambour que l'on couperait, à moitié de son épaisseur, vers le cercle dans lequel elle est sertie, et puis que l'on enfoncerait tout d'une pièce, d'un coup de baguette, et elle tombe alors comme un flocon dans la chambre antérieure, où alors, libre, et privée de ses moyens de nutrition, elle devient corps étranger, et d'une destruction facile.

Après M. Scott, M. Dalrymple, son assistant, ouvrit l'œil staphylômateux d'un petit enfant qui avait les deux yeux perdus à la suite de l'ophtalmie purulente des nouveaunés. Il se contenta fort sagement de n'ouvrir le cône qu'à son extrême pointe, ne fit ouverture que comme pour introduire un plomb de chasse n° 3, pour ôter la saillie difforme du staphylôme, de manière à vider l'œil, à amener la rétraction du tissu, pour former un moignon capable de porter un faux œil en verre, sans risquer l'inflammation des nerfs optiques et du cerveau par suite de l'irruption de l'air dans une cupule oculaire largement ouverte. J'oubliais de vous dire qu'à peine opère-t-on maintenant une fistule lacrymale de six en six mois; le traitement dérivatif, antiphlogistique, local ou général, quelques injections ou plutôt quelques absorptions de substances médicamenteuses par les points lacrymaux suffisent à arrêter une maladie liée à l'état catarrhal de la muqueuse oculo-nasale. Cela avait été démontré que de reste par notre célèbre chirurgien de la Pitié, M. Lisfranc; et la confirmation de ses préceptes se trouve dans la pratique anglaise. Cependant M. Tyrrell a aussi sa canule modifiée pour les cas désespérés, comme vous savez que j'ai aussi la mienne, que je ne place que lorsque l'obstruction du sac par des fongosités rend de nul effet les injections, et l'action des corps dilatants, sondes, sétons, préalablement tentée.

A quelques jours de là, je vis M. Scott opérer une cataracte par le même procédé déjà décrit. En général les opérations ont du succès au *London Infirmary*. L'habileté prudente des chirurgiens, la salubrité de la maison et des salles, et des soins bien entendus, des préparations médicalement dirigées sont les circonstances qui deviennent autant de chances immenses de succès.

Thérapeutique médicale.

Dans cette seconde partie de ma lettre je vous donnerai, mon cher confrère, une idée des théories médicales qui règnent dans la pensée des médecins et chirurgiens du *London Dispensary*. Comme j'ai suivi avec attention tous les cas, que la valeur des prescriptions m'était expliquée avec une parfaite obligeance par M. Mackmurdo, en français, mon oreille étant plus paresseuse que ma langue elle-même à la parole sibilante des Anglais, que j'ai pris avec soin les formules sur le livre de pharmacie de la maison, que j'ai pu avec assez de promptitude saisir la pensée médicale de ces messieurs, je crois la formuler clairement en disant encore une fois qu'ils traitent, et cela est très-sage, les yeux malades plus en attaquant la constitution générale que le point le plus visiblement en souffrance, ou l'œil lui-même; leur médecine oculaire est plus générale et moins locale, moins topique que la nôtre, et en cela j'étais déjà anglais par conviction ancienne, avant de l'être devenu par l'expérience.

Avant d'entrer dans les détails, je dois jeter comme prémisses quelques considérations sur l'état sanitaire de la population pauvre de Londres, dans ses rapports avec les maladies oculaires. Dans cette ville si peuplée, l'air est sans cesse épaissi par la fumée du charbon fossile, et pendant l'hiver par un brouillard très-dense et très-piquant. L'éclairage par le gaz, répandu aujourd'hui depuis la voie publique jusque dans l'intérieur des maisons les plus pauvres, la chaleur intense et les vapeurs irritantes que ce gaz répand en brûlant, tels sont les *circumfusa* qui peuvent fatiguer l'organe de la vue. Une nourriture ou insuffisante, ou d'une nature très-irritante, telle que viandes salées; l'usage, disons plutôt l'abus des liqueurs fortes, presque générale dans un climat brumeux; le défaut de propreté sur les vêtements et les personnes dans les basses classes, tandis qu'au contraire les habitants aisés poussent l'amour de la propreté jusqu'à la manie, par une sorte d'instinct; pour les enfants du pauvre, l'absolue nécessité d'être renfermés dans l'intérieur des maisons, car ici la voie publique est trop obstruée, trop tumultueuse pour leur permettre l'usage facile du promener, et les squares pompeux dont on vous parle, qui ne se voient que dans les quartiers neufs et qu'entourent les maisons somptueuses des riches, ne s'ouvrent que pour les enfants de ces demeures opulentes, et sont fermées pour les enfants du pauvre : toutes ces causes multiplient d'une manière effrayante la constitution scrophuleuse et les affections oculaires qui en dépendent, de sorte que plus d'un quart des malades qui se présentent aux dispensaires sont des enfants de un à trois ans, attaqués d'*ophtalmie scrophuleuse* ou de *blépharite granuleuse*, de *teigne des paupières*, etc., et au premier coup d'œil l'on peut croire que les maladies oculaires sont plus communes dans la classe pauvre à Londres qu'à Paris.

Ainsi, en 1835, le *London infirmary* a enregistré :

Consultants externes	5,332
Internes	191

Le dispensaire de *Westminster* a reçu :

Consultants externes	2,407
Internes	84
Ensemble	8,014

Dans les autres hôpitaux on consulte aussi pour les maladies des yeux. A *Guy's Hospital*, M. Morgan donne consultation, deux fois par semaine, pour les malades externes atteints de maux d'yeux, et il a une salle de vingt-cinq lits pour les hommes, et une de douze pour les femmes : ces salles sont parfaitement tenues.

A *Saint-George Hospital*, M. Walker fait la même chose, mais il n'y a pas de salle spéciale, et de même dans les autres hôpitaux, outre les dispensaires de paroisse. Ce qui porte le nombre des malades atteints des maladies d'yeux, parmi les indigents, à plus de 10,000. Ce qui donne sur une population totale de 1,500,000 la proportion de 1 sur 150, et dans ce nombre on ne compte pas les personnes aisées qui sont souvent affectées, à en juger par celles que l'on voit se promener les yeux couverts de gardes-vue ; tout ceci établirait approximativement à 1, 5/10 : par 150 habitants qui paient, par des maladies oculaires, le tribut aux causes anti-hygiéniques que nous avons signalées. Dans une autre lettre, j'établirai approximativement le chiffre proportionnel des malades atteints de maladies d'yeux, à Paris, avec sa population. Je continue ici l'examen médical de la constitution de Londres. Au milieu de tant de causes débilitantes dans un climat brumeux et sévère, auquel on ne peut résister que par une force énorme de réaction intérieure, qui se puise, surtout pour le peuple, dans une alimentation très-excitante en liqueurs fermentées et en viandes succulentes et très-épicées ; dans l'infusion du thé, prise plusieurs fois par jour ; sitôt que la misère frappe un individu, elle ne le fait pas seulement promptement languir, elle le tue. Il faut peu de chose pour faire tomber promptement dans un colapsus profond ces hommes aux forces athlétiques, et des femmes qui avaient naguère l'apparence d'une florissante santé. Les médecins anglais ont compris leur nation sous le rapport de la santé, comme ses législateurs la conduisent sagement dans la voie graduée des améliorations. Les médecins anglais font peu la médecine du symptôme, la médecine de l'organe qui crie ; ils voient bien que ce qu'on appelle ailleurs une inflammation, un afflux anomal, n'est qu'un défaut dans l'équilibre général des forces, aussi cherchent-ils aussitôt à le rétablir : ils s'empressent d'abord à réouvrir la porte aux sécrétions interrompues, surtout à la sécrétion cutanée, par la diaphorèse excitée, ou à lui suppléer par la sécrétion intestinale vigoureusement sollicitée ; puis, cela fait, observateurs habiles, ils interrogent les forces circulatoires,

3

essaient s'il y a réaction interne possible, et l'aident de tous les moyens pharmaceutiques qui sont en leur pouvoir ; faibles ressources quand, pour ranimer tant de langueurs, fruits de la misère, il faudrait jeter de l'or à pleine main, et, comme Josué, arrêter le soleil de juin ! Les médecins anglais font un usage modéré de la saignée générale, et dans la chirurgie oculaire, ce n'est que lorsque le pouls l'indique d'une manière péremptoire qu'ils l'ordonnent, mais alors large, et de manière à abattre l'hyperhemie errante, d'un coup, sans crainte de retour : ils font attention à l'état saburral de la langue, à la pâleur du teint, à un certain état auémique qui se rencontre très-bien avec une conjonctivite ou une bleupharite intense ; car on n'a pas assez bien compris cette idée mère que je formule ainsi : souvent l'inflammation est faiblesse. A l'aide des prescriptions suivantes, ils cherchent à dériver sur le canal intestinal, à ranimer les forces digestives.

℞ Calomel . . . . ꝺ de III à V à VIII ꝺ.
Résine jalap. . . . . ꝺ V à ꝺ X II.

℞ Sulfate de soude ou de magnésie. . ℥ ß j.

℞ Calomel et coloquinte. . . . . p ꝺ iii à v āā.

℞ Calomel. . . . . ꝺ iia ꝺ VI. (Pour les enfants)
Rhubarbe. . . . . ꝺ v à ꝺ xx.

Lorsque les évacuations alvines ont eu lieu, l'on cherche à ranimer les forces de l'estomac par les formules qui suivent :

℞ Colombo poudre. . . . . . . ℥ ß j.
Carbonate de soude. . . . . . ꝺ xv.
Poudre rhubarbe. . . . . . . ℥ j.

Pour une masse pilulaire à prendre en un jour :

℞ Kina gris poudre. . . . . . . ℥ j.
Rhubarbe. . . . . ℥ ij.
℞ Kina et carbonate de soude. . . . Ə ß āā.
℞ Carbonate de fer. . . . . . Ə j

et les autres moyens hygiéniques, aidés d'un bon régime.

Lorsque pourtant l'irritation locale est vive, que la conjonctivite, la selerotitis, la kératite ou l'iritis sont intenses, le médecin prescrit une saignée quelquefois jusqu'à défaillance ; mais si le sujet n'est pas très-riche en *sang rouge* (je me sers exprès de cette expression qui fait antinomie avec la constitution lymphatique que l'on pourrait définir, *à sang blanc*), il se contente de l'application vers les tempes de quelques sangsues, ou des ventouses scarifiées.

Lorsque la maladie a passé à l'état chronique, lorsque les ulcérations se répètent fréquemment, et restent stationnaires, ne faisant un pas ni vers la guérison, ni vers un état plus franchement inflammatoire, c'est le cas opportun pour les médecins anglais d'*influencer* la constitution en général par ces médicaments qui agissent d'une manière assez indéfinissable, et que l'on désigne en thérapeutique sous le nom d'*attérants*.

Les formules les plus usitées dans ces occurences sont :

℞ Calomel. . . . . ꝺ ij à ꝺ v.
℞ Antimoine. . . . . ij à ꝺ v.

A l'Hôtel-Dieu nous avons également employé avec avantage, dans le service de M. Sanson, les antimoniaux ; lorsqu'il s'agissait de favoriser une résorption purulente, comme dans l'hypopion faux ou interlamellaire, ou dans l'hypopion vrai ou *onyx*.

> ℞ Les bols de hydrargiri cum cretâ, ou mercure
>   éteint dans la chaux. . . . . ʒ ij. à ıv.
>   Rhubarbe. . . . . ʒ ß.
>
> ℞ Le calomel seul, depuis . . . . ʒ j. jusq. ʒ x.
>   ou avec opium. . . . . ʒ 1/4.

C'est cette formule qui est la plus employée, et l'on ne redoute pas en Angleterre d'arriver jusqu'à la salivation commençante, et de la continuer modérée pendant trois ou quatre jours.

Quelque répugnance que les médecins français aient aujourd'hui pour ce moyen héroïque, qui détourne vers les glandes salivaires de la bouche une grande quantité de fluides blancs, mal élaborés, qui encombrent l'économie chez les scrophuleux et les lymphatiques, j'y ai une grande confiance. J'ai vu à l'Hôtel-Dieu le ptyalisme mercuriel arrêter à plusieurs reprises une ophtalmie scrophuleuse avec commencement d'inflammation interne, chez un tailleur de cristaux. — J'ai moi-même enrayé une iritis aiguë, par le calomel, donné à la dose de gr. iij, par jour, chez une dame ce médicament la trouva si peu réfractaire à son action que le troisième jour il y avait déjà une action très-manifeste sur les gencives, et que le quatrième elle entrait en complète salivation en même temps que l'iris reprenait sa couleur et ses mouvements, et qu'une pustule phlegmoneuse qui s'élevait à sa surface avec épanchement de lymphe coaguable, semblait disparaître comme par enchantement (1).

Quant aux médications externes elles sont astringentes ; c'est :

> ℞ La solution d'alun . . . . ʒ ıv.
>   Eau distillée. . . . . ʒ j.

En Angleterre, on trouve cette solution suffisamment active pour conjurer les progrès menaçants de la conjonctive purulente des nouveau-nés. En France, nous agissons surtout à l'aide de la solution plus active du nitrate d'argent.

> ℞ L'acétate de plomb. . . . . q. s.
>   — de zinc. . . . . q. s.

Au lieu du laudanum, plus rarement usité au *London-Dispensary*, on se sert d'un vin d'opium de la pharmacopée de Londres.

Dans la teigne des paupières, maladie commune à Londres chez les enfants, on touche le bord ulcéré, après que l'on a enlevé les croûtes sèches qui entourent le bulbe du cil, avec l'onguent citrin liquéfié à la chaleur de l'eau bouillante, que l'on applique à l'aide d'un pinceau. — J'aurai occasion d'en parler dans ma quatrième lettre, au sujet de l'ouvrage de M. Mid-Lemore (2).

---

(1) J'ai consigné ce fait dans un mémoire qui vient de recevoir une mention honorable à la société Médico-pratique.

(2) Le pharmacien actuellement en exercice, M. Turner, qui parle très-bien français, a eu pour moi mille obligeances, me communiquant les formules, etc., etc. Je le prie d'en recevoir ici mes remerciments.

On emploie plus rarement , quoique pourtant officinales au Dispensaire , les formules qui suivent :

℞ Solution de nitrate d'argent de . . . . ℥. ij a ℥ x.
   Eau . . . . ℨ j
℞ Une solution de sulfure de potasse. . . . . . . 3 ß.
   Eau distillée. . . . . ℣. . . . . ℨ ij
℞ Deuto-chlorure de mercure. . . . . ℥ ı à vııı.
       par eau distillée. . . . . ℨ j.
℞ Deuto-chlorure de mercure. . . . . 3 ß.
   Eau de chaux (liquor calcis). . . . . ℨ xıı.

On voit par la nature de ces solutions qu'elles ne peuvent être employées que comme des caustiques dans les cas d'ulcérations des paupières, de la cornée. On se sert d'un liniment savonneux.

       Sap. off. . . . . ℨ vı.
       Tinct opium. . . . . 3 ji.

Dans les cas de prurigo des paupières.

Il existe souvent à l'angle externe de l'œil, dans le pli qui se trouve à la commissure , une ulcération très-cuisante, et que j'ai signalée en la comparant à la fissure anale , sous le nom de *fissure palpébrale*. Je crois que la formule précédente serait très-bien appliquée dans ce cas, contre lequel je me sers du cérat saturnin opiacé, ce qui revient à peu près au même , de l'onguent *sperma ceti* comme adoucissant, auquel on peut par économie substituer le beurre frais bien lavé dans de l'eau de rose.

Vous voyez, mon cher confrère, que la médecine oculaire, au *London-Dispensary*, est assez active. J'ai demandé si l'on faisait aussi usage de la teinture de colchique dans les ophtalmies dans lesquelles le tissu fibreux (la sclérotique) étant intéressé , on peut soupçonner le transport d'une affection rhumatismale ou artrique errante. On m'a répondu que les antimoniaux servaient plus efficacement à remplir l'indication que le colchique , et étaient d'un usage moins souvent incertain.

Je termine cette lettre par la transcription d'une table où sont enregistrées les maladies oculaires observées pendant deux ans, au *London-Dispensary* , et distribuées par leur nature.

Dans une prochaine suite à cette épître , je vous entretiendrai des particularités qui concernent le dispensaire et infirmerie ophtalmiques de *Westminster* , et je terminerai par quelques considérations sur les avantages de semblables établissements à Paris.

Recevez, monsieur et honorable confrère, l'assurance de ma parfaite estime; et croyez que je suis trop heureux de vous offrir les renseignements que vous pouviez désirer, puisque vous voulez aussi doter une de nos premières villes manufacturières, d'un dispensaire ophtalmique.

      Agréez de nouveau , etc.

                    Londres , le 13 septembre 1836.

Classement des maladies oculaires chez les malades externes, traitées au London *infirmary, dans les années* 1833 *et* 1834.

Inflammation de la conjonctive, 1,973 ; nature catarrhale, 284 ; purulente, 272 ; gono-
rhéique, 2 2,532
Inflammation chronique de la conjonctive 1,446
Inflammation scrophuleuse de la conjonctive, 1066 ; avec opacités de la cor-
née, 758 ; avec ulcération, 552 ; avec pustules, 527. 2,948
Inflammation de la cornée, 80 ; de la membrane de l'humeur aqueuse, 36 ;
cornée conique, 6 ; staphylome, 33 155
Inflammation des tuniques profondes, 146 ; chemosis, 38 ; désorganisation
de l'œil, 30 ; inflammation artritique du globe, 58. 272
Iritis (de nature rhumatique ou syphilis), 244 ; prolapsus de l'iris, après blessures, 46 ; iris vacillant. 5. 295
Cataracte capsulaire, lenticulaire ou congénitale, 226 ; traumatique, 20 ; dé-
placement de la lentille, 5. 251
Amauroses en degrés variables, 806 ; glaucome, 76 ; névralgie, 17 ; nyctalo-
pie, 2 ; spasme convulsif de l'œil, 2. 895
Blessures et coups sur les yeux, le plus souvent par éclats de parties métalli-
ques (serruriers, mécaniciens), 209 ; brûlures, 2. 211
Ulcération gangréneuse de la paupière, 2 ; maladie fongoïde, 3. 5
Exophtalmie par maladies de l'orbite, 5 ; hydrophtalmie, 2. 7
Paralysie de la paupière, ou de la troisième paire, 26 ; strabisme, 50. . . 76
Inflammation des paupières avec ou sans abcès, ou ulcération, 180 ; or-
geolet, 55 ; teigne ou favus des cils avec lippitude, 972 1,207
Tumeur des paupières, 117 ; ecteropion, 15 ; eutropion, 16. 148
Œdème des paupières, 7 ; ptérygium, 1 ; rupture du globe, 1. 9
Maladies des voies lacrymales. 150

Total des malades externes admis à consultation. 10,609

Dispensaire de Westminster. — *Etablissements semblables à Paris.*

MON CHER CONFRÈRE,

Je ne recommence pas une autre lettre, je continue la dernière. Aujourd'hui, je vous introduirai au *Westminster ophtalmic infirmary, for the deseases of the eye.*

La pensée première de ce second établissement destiné aux malades atteints de maladies d'yeux, pour toute la partie nord-ouest de Londres, naquit dans une réunion de personnes de haut rang, rassemblées pour d'autres objet de charité, en décembre 1816. D'abord établi dans une maison rue Marie-le-Bone, plus tard, Warwick Street, ce n'est qu'en 1832 qu'il a été transféré dans un édifice somptueux, bâti pour son usage, sur un terrain donné par la couronne, au coin de Chandos Street, non loin de la magnifique place de Trafalgar, près du Strand, c'est-à-dire dans la partie la plus belle de Londres. Je ne vous répèterai pas en détail les dispositions de l'édifice. Qu'il me suffise de vous dire que, plus moderne que le dispensaire de Londres, à Morsfields, les proportions sont plus grandes, la distribution étant à peu près la même.

Cet établissement est déjà fort riche. On espère que la rente annuelle, qui n'est aujourd'hui que de 411 liv. st. ou 10,775 fr., pourra monter à 500 liv. st., où à un peu plus de 12,500 fr., et alors on pourra recevoir continuellement des malades, dans les trente lits qu'il renferme, et qui n'y sont admis aujourd'hui que par urgence ou pour des opérations graves.

Cette institution, comme hôpital et école d'instruction, ressort de l'hôpital et école de chirurgie de Westminster : les élèves qui veulent y suivre la pratique ophtalmologique, comme particuliers, paient à l'établissement 5 guinées (1). C'est M. Guthrie, si connu chez nous par ses travaux sur les plaies d'armes à feu, par ses recherches sur les maladies des voies urinaires, et par un traité des maladies chirurgicales des yeux, qui est placé à la tête des deux établissements. Le *dispensary ophtalmic* a pour patrons le roi, la reine, les premiers dignitaires de l'état, dans l'armée ou dans la hiérarchie nobiliaire; M. Guthrie se trouve donc là encore au milieu des généraux qu'il a accompagnés tant de fois sur le champ de bataille, comme chirurgien militaire, mais dans des rapports plus doux aujourd'hui, ceux d'une bienfaisance éclairée.

M. Guthrie se recommande aux étrangers par une bienveillance toute ouverte et toute militaire, et aux médecins français en particulier, par une pratique facile de notre langue.

Nous serions désolé, dans les courtes remarques que nous allons faire sur la pratique ophtalmologique à *Westminster dispensary*, de blesser en rien l'excellent homme et le chirurgien habile qui le dirige, et nos observations ne rouleront que sur les procédés employés, les méthode curatives, non sur le *modus agendi* en lui-même.

La consultation commence à midi, les malades en traitement y arrivent à cette heure, et se confient, trois fois la semaine, ès-mains d'un jeune chirurgien, chargé de tel ou tel malade. Pour l'application des collyres, application des ventouses, exutoires, etc., à une heure le chirurgien en chef arrive, et avec une promptitude que les médecins qui ont été toute leur vie à la tête de grands services savent acquérir, il fait un examen rapide des nouveaux venus, les fait enregistrer et institue leur mode de traitement. Disons-le en deux mots : le traitement à *Westminster ophtalmic hospital* est plus chirurgical, plus topique qu'au *London dispensary*. Si l'on pouvait allier les deux méthodes curatives, ce n'en irait pas plus mal, et un malade intelligent prendrait, à neuf heures, conseil de MM. Tyrrell et Scott, et à une heure, ceux de M. Guthrie, et amalgamerait le tout à son plus grand avantage. M. Guthrie, sans négliger la médecine interne absolument partout, voit plutôt la conjonctivité catarrhale, érysipélateuse, scrophuleuse, la kératite et ses formes variées, dont il poursuit l'inflammation chronique avec des caustiques astringents actifs, pour ne pas dire des caustiques cathérétiques. Plus que ses confrères de l'est, il oublie qu'il a souvent affaire à des estomacs délabrés ou chargés de saburres, ou irrités par des doses de brandy et de wisky d'Ecosse. Je joindrai ici après une note des principales formules de prescriptions, soit internes, soit externes; mais l'on peut juger de la manière générale de traiter, par la différence en quantité de médicaments distribués chaque année. — Si la somme de dépense pour chaque malade, la fourniture des médicaments comprise, est de 1 fr. 50 c., argent de France, au *London dispensary*, elle n'est guère que de 60 c. au dispensaire de Westminster. En effet, les applications topiques de quelques gouttes de collyre sont un peu moins coûteuses que des médicaments pour usage interne. J'ai calculé déjà que l'on peut donner à Paris, par chaque consultation, aux malades atteints de maladies oculaires, des prescriptions qui ne doivent pas coûter plus

---

(1) Le professorat particulier étant une des manières les plus honorables de s'indemniser de son temps, nous ne comptons demander, pour six mois de cours à notre dispensaire, à chaque élève, que 30 francs.

de 25 c. par jour. La médecine doit être faite selon les rangs et les personnes, et la thérapeutique du pauvre, quoique aussi active, ne devra jamais être aussi dispendieuse que celle du riche. Il ne s'agit que de varier les substances médicamenteuses.

Thérapeutique chirurgicale.

Cataracte : M. Guthrie opère aussi la cataracte par extraction, par incision supérieure. Le malade étant placé sur un fauteuil, il l'opère par dessus la tête ; cette position est gênée, oblige l'opérateur à être très-penché : il n'aperçoit pas bien le plan de section, ou sur un angle défavorable. M. Guthrie relève lui-même et de la main libre la paupière inférieure et la supérieure avec ses deux doigts faisant la fourchette, et placés l'un sur une paupière, l'autre sur l'autre à leur centre. Qu'en résulte-t-il? c'est que, tiraillée en haut et en bas, et non vers ses angles, la boutonnière que présente l'ouverture des paupières n'est plus suffisamment grande, et que, soit pour introduire la pointe dans le segment de la cornée, soit pour la faire sortir, le chirurgien est gêné, et s'expose à piquer les paupières ou la caroncule lacrymale ; que l'œil roule, mal contenu entre deux doigts, tandis que placé entre trois ou quatre, deux du chirurgien, deux de l'aide, il ne peut si facilement se mouvoir. Telles sont les circonstances défavorables que l'honorable M. Guthrie se donne lui-même à vaincre. Aussi, faut-il le dire ici, sans crainte de le blesser, son *modus agendi* n'a ni le brillant, ni la sûreté désirable, et contrarié, gêné par tout le fâcheux de sa position, il éprouve quelquefois de véritables contrariétés opératoires.

Dans un de ces cas, j'ai vu que l'incision supérieure, lorsque le lambeau a été fait en pointe, ou trop petit, n'a pas un avantage marqué sur l'incision inférieure ; la paupière supérieure, bien plus mobile, fatigue plus la cicatrice naissante que l'inférieure qui atteint à peine l'arc de cercle offensé de la cornée, ou, si elle l'atteint, la maintient en même temps que la supérieure tend sans cesse à appliquer le lambeau sur la lunule ouverte. M. Guthrie est un partisan déclaré de la keratonixis. Il la pratique à l'aide d'une aiguille très-fine, par la partie centrale de la cornée, comme Jœger.... Mais est-ce donc une méthode bien favorable que celle qui consiste à percer la capsule cristalline, une première, puis une seconde, une troisième, une quatrième, une cinquième fois. La cornée, dit-on, ne s'en ressent peu ou pas, et le point piqué guérit très-bien, d'une tentative à l'autre. Soit... Mais quand, par l'abaissement par la sclérotique, réclinaison ou broiement, selon les cas, on peut en une et quelquefois en deux tentatives au plus, débarrasser complètement le malade, il nous semble qu'il n'y a pas à hésiter. Et si la keratonixis doit être conservée comme méthode, dirions-nous exceptionnelle, que ce soit, par exemple, pour détruire une fausse membrane ou speudo-cataracte, celle congénitale, par exemple, ou acquise par maladie, ou chez les enfants. La manœuvre de la keratonixis centrale est gênée, on peut faire difficilement parcourir à l'aiguille ses mouvements de bascule lorsqu'elle a passé par la pupille. — J'ai vu là au dispensaire des malades déjà opérés deux ou trois fois, et chez lesquels la dilution du cristallin était peu avancée, après deux, trois ou quatre piqûres.

Nous avons dit que les chirurgiens anglais osent tenter des pupilles artificielles, dans des cas presque désespérés d'atrisie de l'iris, avec synechie antérieure ou postérieure, sur des yeux staphylomateux, qui, devinssent-ils perméables et sensibles à la lumière, seraient mal conformés pour une vision régulière. M. Guthrie opéra devant moi, à Westminster, en ce cas, et il employa le très-mauvais procédé d'Adams, procédé qui consiste à introduire par la sclérotique derrière l'iris un petit couteau linéaire, pour couper en sciant les fibres (le tissu de l'iris) d'arrière en avant. — Ce procédé est fallacieux : le petit couteau ne coupe rien, il pousse devant lui le tissu très-mou de l'iris et pourtant très-tenace ; exactement comme si vous vouliez couper avec un couteau très-mal acéré un rideau de mousseline peu tendu : l'étoffe cède et ne se coupe pas : dans un cas que j'avais tenté, il y a six ans, à la Salpétrière, sous les auspices de feu M. le professeur Lallement, en présence de mon confrère et ami, M. Sichel, j'éprouvai le même embarras que ces jours-ci, devant moi, M. Guthrie; dans les deux cas, la section de l'iris ne put être faite, et la tentative resta infructueuse.

Pratique médicale.

Nous avons dit en peu de mots en quoi la thérapeutique de Westminster différait de celle du *London-infirmary* : je vous dirai seulement que les collyres les plus actifs y sont en honneur. Voyez et jugez; car voici le formulaire.

Collyres et solutions.

℞ Esprit de camphre.
      Limon.
      Rosmarin.
℞ Solution sulfate de fer.
    —   cuivre.
    —   alun.
℞ Nitrate d'argent de . . . . j ℥ a xii. par ℥ i.
   Eau distillée. . . . . (très-fréquent usage.)
℞ Collyres — acétate de plomb.
              opium.
    —   Laudanum liquide.

C'est plutôt l'eau alumineuse que l'on emploie dans l'ophtalmie purulente des nouveau-nés, maladie si commune à Londres, et qui y paraît due à la contamination au passage de l'enfant, lorsque la mère est atteinte même de simple leucorrhée, que le nitrate d'argent, comme nous le faisons à Paris. L'injection forcée se fait à l'aide d'une petite seringue, et cela est fort bien imaginé, car les paupières gonflées n'admettent que difficilement le collyre détersif.

Les collyres mous ou pommades sont :

Des pommades d'axonge et nitrate de mercure,
                       zinc,
                       fer prussiaté,
                    et nitrate d'argent.

On emploie celui-ci tellement chargé qu'il est noir, dans la deuxième période de l'ophtalmie purulente, pour détruire, comme cathérétique, les granulations veloutées. M. Guthrie se sert aussi beaucoup contre la blépharite glanduleuse ou granuleuse du crayon de sulfate de cuivre.

Médicaments internes attérants.

℞ Calomel de . . . . ℥ ij a ℥ 6 par jour.
℞ Calomel et poudre coloq. . . . . iij ℥ ā.
℞ Calomel. . . . . ℥ ij à vi.
   Opium. . . . . ℥ 1/4.
℞ Calomel. . . . . ℥ ij à vi.
   Jusquiame de . . . . 1 à 3 ℥. Un bol par jour.
℞ Émétique . . . . ℥ i. ii. iii .

Purgatifs.

℞   Hydrarg. cum cretâ (mercure éteint) . . . . ℨ j à v.
          poudre rhubarbe . . . ℈ ß.
          résine jalap . . . . . . ℨ viii.
℞   Hydrarg. sub mur. (Calomel) . . . . ℨ ij. à gr. x.
          pulv. rhey. barb . . . . ℨ iv.
℞   Pulvis jalapæ composé . . . . ℈ j à ʒ ß.
℞   Poudre rhubarbe composée . . . . ʒ 1/2.
℞   Magnesie sulfat. . . . . ℥ i à ℥ i ß.
℞   Antimo tart . . . . ij.

Telle est en son ensemble, cher confrère, la batterie pharmaceutique dont le chirurgien en chef de l'armée anglaise d'Espagne, dans les campagnes de 1810 à 1813, fait usage , par lui ou par ses jeunes lieutenants; aussi , vous dirai-je que, lorsqu'une heure avant la visite, on entre dans la salle de pansement, que tous les yeux de ce petit peuple d'enfants braillards sont saturés d'eau assaisonnée de nitrate d'argent, ce sont des pleurs et des grincements de dents, et l'on se croirait transporté dans l'une des sept divisions de l'*Enfer* du Dante.

J'ai pu observer, et faire observer à M. Sanson, le jour où j'allai avec lui visiter le *Dispensaire de Westminster*, un joli petit enfant atteint sur les deux yeux du *fongus medullaire* décrit par Penizza. Le fond de l'œil présente une belle cupulle dorée semblable à l'aspect brillant qu'offre le tapis de l'œil des *féliens*, ou tout simplement, pour vous qui n'êtes pas zoologiste comme moi, *des chats :* peu à peu la substance medullaire épanchée (je vous dirai plus tard mes idées sur ces productions malignes) champignonne, arrive à la cornée , la perfore; les hémorragies surviennent, et l'enfant est emporté sans ressource. Sur l'un des yeux, le droit, premier entrepris , la maladie restait un peu stationnaire, tandis qu'elle marchait avec une effrayante rapidité sur le gauche... Trois mois à peine s'étaient écoulés depuis la deuxième invasion. Il y a, dans tous les cas, perte complète de la vue , car, d'après moi, c'est la rétine qui est hypertrophiée, et la véritable substance *médullaire*, qui, pourrait-on dire, s'épanche, et produit le champignon malin. Ici, la circonstance d'une double maladie ôtait toute idée même éloignée d'une tentative chirurgicale. Naître ainsi, c'est naître *Diis invitis*. Il faut périr.....

Je vous ai parlé des dispensaires ophtalmalogiques de Londres, j'arrive à ceux de Paris.

Dispensaires de Paris.

C'était un besoin senti qu'une consultation *spéciale* pour les maladies des yeux. Un des premiers, je sentis qu'il y avait là une lacune dans l'enseignement comme dans la pratique chirurgicale, et comme j'étais alors prosecteur de médecine opératoire de M. Sanson aîné, lui-même simple chirurgien à l'Hôtel-Dieu, je lui fis comprendre que personne mieux que lui, qui avait fait passer dans les meilleurs articles de nos modernes dictionnaires les préceptes de l'école de Vienne et d'Italie, ne pouvait relever le gant que l'ophtalmologie anglaise, allemande, italienne, jetait insolemment à nos pieds. Je promis à M. Sanson, ou plutôt je le priai d'accepter ma coopération Il demanda au conseil général l'autorisation de créer un service spécial relativement à une consultation externe , et en outre, il devait recevoir dans le service de la salle les cas les plus graves et les plus intéressants.... Je faisais moi-même, avec l'autorisation du conseil , les fonctions de chef de clinique, pour recueillir les observations, enregistrer les malades, dresser des états statistiques, et, j'ose le dire , mon zèle ni mon courage ne se sont point démentis pendant deux années (1833—1834) que j'ai rempli ces fonctions de chef de clinique à cette consultation que dirige aujourd'hui M. Caffe , notre honorable ami. J'ai surmonté bien dès dégoûts et bien des oppositions qui , surtout, partant de près, rendaient ,ma démarche incertaine. Pendant mon exercice plus de dix-sept cents malades ont été enregistrés chaque année. Les observations de plus de huit cents cas ont été rangées dans des tables statistiques. En un mot, je n'ai rien négligé pour rendre mes services agréables à mon chef immédiat et au conseil royal des hospices qui a daigné m'en témoigner une entière satisfaction.

Depuis , la consultation oculaire a suivi M. Sanson à la Pitié, lorsqu'après vingt ans de combats dans d'honorables concours, la Faculté a reçu dans son sein , comme professeur de clinique, M. Sanson, qui, nouvel Élysée, a succédé enfin à la chaire de son illustre maître, comme il en conserve les sages errements et tout le grand sens chirurgical. M. Sanson à l'Hôtel-Dieu y eût bientôt rappelé M. Dupuytren, une rivalité voisine l'a fait envoyer à la Pitié, point moins central, où certain tonnerre qui retentit dans les hauteurs, peut faire non pâlir, mais rendre moins populaire le mérite professoral de M. Sanson. — La clinique oculistique l'y a suivi ; deux salles sont même disposées spécialement pour y recevoir les malades atteints de maladies oculaires ; mais la position n'est plus aussi centrale, et le faubourg Saint-Marceau ou la partie sud-est de Paris pourra seule en profiter.

Cependant cette consultation sera d'un grand avantage pour cette population laborieuse, misérable, adonnée aux liqueurs fortes , et vivant au milieu des haillons.

Dès l'origine de mon exercice à l'Hôtel-Dieu , M. Carron du Villards, habile chirurgien oculiste, élève de l'école de Pavie, adepte né pour l'art de guérir sous les ailes de l'illustre Scarpa, m'avait proposé d'ouvrir par des efforts réunis un dispensaire semblable à ceux de Londres ; j'y avais consenti, mais des tracas sans nombre, des entraves m'empêchèrent d'accéder à sa proposition, et M. Carron , plus libre que moi qui n'étais pas *mei juris*, comme on dit dans les Pandectes , ouvrit son dispensaire, d'abord au siége de l'ancien tribunal de commerce, puis enfin rue Chanoinesse , et il a fondé un établissement clinique, qui est là comme pour faire pâlir la clinique officielle, peu retentissante aujourd'hui sur ce point comme sur les autres, de l'Hôtel-Dieu.

La position insulaire de M. Carron pourrait paraître défavorable, il aura cependant naturellement dans sa sphère d'activité la partie centrale de Paris, depuis la rue Saint-Martin , et en se portant vers l'ouest , jusqu'aux Tuileries , etc.

Un de nos confrères, élève de l'école de Vienne et de Berlin, nourri de la parole encore retentissante des Beer, des Hymly, M. le docteur Sichel, qui réunit à beaucoup de savoir médical les qualités qui font l'homme de bien , a ouvert une consultation oculistique, dans les environs de l'École de médecine ; il y donne aux élèves les préceptes de l'école allemande, et se montre surtout remarquable par la fidélité et la profondeur de son diagnostique.

Quant à moi, je vais aussi fonder de mon vivant un établissement qui portera, j'espère, des fruits bientôt mûrs. Ce sera pour moi comme l'étaient pour Épaminondas les batailles de Leuctres et de Mantinée, qu'il appelait ses filles et sa postérité : mon dispensaire sera toute la mienne. Entouré des conditions matérielles convenables, je puis dès aujourd'hui disposer de salles superbes , pour infirmerie, salles de consultations et de pansements ; et comprenant que sans l'anatomie il n'y a pas de physiologie et de pathologie possibles, encore moins de chirurgie, j'ai fait élever pour l'étude de l'anatomie du système nerveux et des organes des sens dans la série animale, et pour la conservation des pièces pathologiques ou d'anatomie normale de l'œil et de ses annexes, deux pavillons isolés au fond de mon jardin. Je ne bâtis pas pour moi seul, je veux qu'après moi une succession de bons chirurgiens, admis après concours, viennent exercer dans les mêmes lieux, et avec les mêmes avantages, la branche oculaire de l'art de guérir. Ce sera mon *non totus moriar*, car je perpétuerai par là mon bon désir d'être utile aux ouvriers indigents des trois arrondissements les plus populeux de Paris, les plus pauvres, je veux dire les septième, huitième et neuvième, pour la partie qui est sur la rive droite de la Seine, au centre desquels je suis né, et où j'habite aujourd'hui pour toujours.

C'est là que tant que mes forces me le permettront, par moi-même ou par un habile adjoint, plus tard par un successeur de mérite, j'offrirai aux ouvriers laborieux des conseils et des remèdes contre les plus affligeantes des maladies, les affections oculaires.

J'arrive de Londres où j'ai été me retremper dans cette nation forte où l'on fait le bien par son impulsion propre et sans permission. J'y ai vu les dispensaires ophtalmiques, et je vous ai rendu compte de mes observations. Je vous disais que toutes les villes d'Angleterre un peu manufacturières ont un semblable dispensaire ; ainsi, à Birmingham, la ville où l'on travaille les métaux, M. Midlemore, auteur d'un bon traité sur les maladies des yeux, dont je vous parlerai une autre fois dans une lettre sur la bibliographie ophtalmologique anglaise, a ouvert un dispensaire pour les affections des yeux ; à Glascow, M. Mackensie, etc., etc., etc.

Quant à vous, mon cher confrère, que j'ai vu à Rouen, si désireux de vous montrer un habile ophtalmologiste, qui compreniez aussi l'avantage de créer un tel dispensaire pour la population ouvrière du Manchester français, population ravagée par les scrophules, et où tant d'ouvriers sont atteints de maladies d'yeux, faites comme nous, offrez à vos concitoyens pauvres des conseils amis, pleins de savoir et de probité, et croyez que je suis heureux de vous transmettre ces renseignements s'ils peuvent vous être utiles. Si vous venez à Paris, venez voir mon établissement naissant ; priez ceux de vos confrères de Rouen de me faire le même honneur, et croyez à ma sincère affection.

Le docteur A. BOURJOT SAINT-HILAIRE,

Ancien chef de clinique, à l'Hôtel-Dieu.

Londres, le 14 septembre.

Lettre à M. le docteur Pignier, directeur de l'école des jeunes aveugles de Paris, de la rue Saint-Victor, sur l'école des aveugles indigents de Londres.

MONSIEUR ET HONORABLE CONFRÈRE,

Connaissant les vives sollicitudes que votre excellent cœur renferme pour les infortunés qui, privés de la vue, sont placés sous la direction de vos soins paternels à l'école des jeunes aveugles de la rue Saint-Victor, j'ai pensé ne pouvoir mieux compléter un voyage médical en Angleterre, que j'entreprends pour connaître et acclimater chez nous les excellentes institutions ophtalmiques que ce pays renferme, qu'en visitant un asile destiné, par la charité publique, à diminuer l'infortune actuelle des jeunes aveugles que l'art n'a pu secourir, et à les rendre moins à charge à la société qui doit leur servir de tutrice intelligente. J'ai réuni ici quelques remarques que m'a suggérées la visite de cet établissement; heureux de vous les offrir aujourd'hui comme un témoignage de ma gratitude, pour m'avoir autorisé à visiter avec soin, comme oculo-pathologiste, les yeux hélas perdus de vos élèves; plus heureux encore si cette lettre pouvait vous fournir des arguments pour hâter, près du ministre, l'exécution si vivement sollicitée par vous d'améliorations urgentes dans le régime intérieur, et surtout d'une translation vraiment commandée par l'insalubrité du local de votre institution établie dans les bâtiments trop vieux et mal aérés de l'ancienne maison Saint-Firmin et de l'ancien collége du cardinal Lemoine, dans un bâtiment neuf convenablement disposé pour cet usage.

L'école des aveugles indigents, comme la plupart des établissements du pays, est soutenue à Londres par des fondations pieuses et par des souscriptions volontaires; l'institution s'administre par des comités de bienfaiteurs. Les bâtiments de l'institution sont placés dans le grand faubourg de South Warck, tout près de l'hôpital des fous de Bedlam; ce quartier est encore peu bâti, ce qui a permis de donner à l'établissement actuel, nouvellement transféré, une grande étendue, des cours, des jardins, et les bénéfices de vastes courants d'air.

La façade nouvelle, qui a sa principale entrée sur le rond point de l'obélisque et sur *Lambert Road*, est fort agréable; elle se distingue par le style gothique, qui, à Londres, grâce au ciment romain, se relève partout de ses ruines, jeune emblème des vieux temps.

La construction en briques, chaux et sable, assure à cet établissement, ainsi qu'à toutes les maisons, dans un pays aussi humide que l'Angleterre, une absence complète d'hygromicité par la nature des matériaux employés, tandis que chez nous le plâtre, et surtout le vieux plâtre, dans les lieux bas, mal aérés, comme ceux de la rue Saint-Victor, s'imprègne de sels déliquescents qui le rendent hygrométrique, lorsque l'air est saturé d'humidité, et ensuite se séchant difficilement, il devient une cause réelle d'insalubrité. C'est surtout à cette circonstance, au défaut d'élévation du sol, au défaut de ventilation, que votre maison présente des circonstances si contraires à l'hygiène, et sur lesquelles je vous ai entendu si souvent gémir.

Retournons à South Warck (au Blind's asylum): il renferme aujourd'hui cent douze élèves, mais il est destiné à en recevoir cent vingt. Ce nombre est petit, mais cela s'explique par le peu de temps que les élèves ont à y demeurer, deux, trois ou quatre années au plus, à des exceptions près, et par faveur spéciale, et par la rotation assez prompte que les sorties et les entrées amènent dans le personnel des pensionnaires.

Voici en peu de mots les bases de cette institution, le but que l'on s'y propose, le résultat que l'on obtient:

C'est de donner à l'indigent aveugle un art, une profession manuelle, qui le rende plus tard capable de subvenir, en tout ou en partie, à sa subsistance, et aussi de lui offrir, dans l'habitude du travail des mains, un palliatif contre l'ennui, l'immoralité qui dérive de l'inoccupation, et ainsi un moyen d'entretenir la santé du corps unie à celle de l'esprit.

Dans cette maison, sont reçus avec recommandation, et après examen qui constate une cécité réelle et sans remède, les personnes des deux sexes, de l'âge de douze à trente ans, pour y être nourries, logées et instruites. On a remarqué que l'âge le plus favorable était de douze à dix-huit ans. Et cela se conçoit aisément. Avant cet âge, l'aveugle n'a besoin que des soins corporels reçus dans la famille; passé dix-huit ans, son caractère fait le rend impropre aux règles de la discipline, ou à l'observance des bonnes mœurs.

On a aussi signalé, comme un grand malheur pour un aveugle, de rentrer dans le monde, même après son éducation ou plutôt son apprentissage, sans parents, sans appui. L'expérience semble dire que l'aveugle peut bien, à l'aide d'un art manuel, d'une profession industrielle, aider, pour une faible quote part, aux charges de la famille, ou d'une communauté; mais il ne peut jamais entrer dans une complète indépendance vis-à-vis de la société, aussi a-t-on souvent à déplorer, faute de ces heureuses circonstances, de voir des ouvriers bien formés, tomber peu à peu dans la misère et la dégradation.

N'allez pas croire, cher et bon docteur, que je vous introduise ici dans un collége académique; le bon sens et le positivisme anglais ont fait justice de ces billevésées : cet établissement a pour base, non le clinquant d'un pauvre savoir, mais l'intérêt matériel, mais l'obligation que nous avons tous contractée de produire avant de consommer ; et voici la réponse, et une réponse exacte en chiffres aux objections contraires. Depuis trente-cinq ans que l'établissement dure, il en est sorti deux cent vingt-un ouvriers capables de gagner 6 sch. ou 8 fr. à l. 1 8 sh. ou 35 fr. par semaine. Ce dernier salaire peut subvenir à la dépense d'un ouvrier en Angleterre. Le produit des objets manufacturés dans la maison a été (1836) de l. 1,817 ou de 23,808 fr. , ce qui donne à peu près 238 fr. par élève , avec cette attention à avoir, que beaucoup de ces apprentis ne font que commencer, et qu'alors ils gâchent plutôt des matières premières qu'ils ne les emploient avec utilité. Une partie du produit est appliquée aux dépenses de l'établissement, le reste forme une masse, pour donner à l'apprenti lorsqu'il quitte la maison, et lui acheter les instruments de son état. Ainsi, vous comprenez que cette institution est plutôt une maison d'apprentissage qu'une maison d'éducation, comme nous l'entendons.

Parcourons les ateliers. Le premier que j'ai visité, dans le département des hommes , est celui des vanniers. C'est une vaste salle de cent vingt pieds de long, de vingt de large, de quinze de hauteur, simple en profondeur, percée sur ses deux faces de nombreuses fenêtres , par conséquent bien aérée : le sol est planchéié, comme presque toutes les demeures de l'homme en Angleterre, en bois de sapin du nord. Là , vingt-cinq apprentis sont appliqués à fabriquer des ouvrages d'osier, d'un travail en général grossier, mais bien confectionné, sous la surveillance d'un seul clairvoyant chargé à la fois du maintien de l'ordre et de la direction du travail. Ce genre d'ouvrage convient bien aux aveugles. Ici la main fait tout; intelligente, elle se promène sur ces longs brins d'osier, les contourne, les enlace de mille manières , les lie; il y a peu d'intelligence à développer, la main est tout, et la dimension donnée, il n'y a plus que l'exécution qui est facile. Ce travail fournit aussi assez aux mouvements du corps, surtout si le panier est grand et lourd. En un mot, l'art du vannier peut être en général exercé par des hommes peu intelligents , et l'aveugle peut-il l'être complètement? C'est, si l'on me permet cette expression, faire de la grosse étoffe avec des baguettes, et cet art n'a pas les inconvénients des autres tissages. Les ateliers de tisserands ont besoin d'être dans des lieux humides (souvent des caves), l'encolage répand aussi une odeur mal saine : l'art du tisserand n'est donc que très-mal appliqué à l'état de l'aveugle; il ne peut monter son métier. Si son fil casse, il a bien de la peine à pouvoir le renouer. L'humidité de l'air, jointe à une vie sédentaire, prédispose l'aveugle à la tuberculisation. En un mot, à l'exemple des Anglais , je bannirais cet art du tisserand, comme industrie de nos écoles pour les aveugles.

Le second atelier est celui des cordonniers. Un moins grand nombre y travaille, huit ou dix. J'ai vu des souliers bien *établis* par ces hommes. Le tact peut encore ici très-bien aider à conduire le tranchet, l'alène et les deux fils armés de la soie de sanglier. Cependant je rejetterais peut-être cette profession; elle est, à mon sens, une des plus insalubres, et j'ai donné là dessus des notes curieuses, prises pendant que j'étais chef de clinique à l'Hôtel-Dieu.

Le troisième atelier est celui des tapissiers. J'entends ici des tapissiers dans la stricte application du mot. A Londres, l'excessive propreté requise dans les maisons, et les inconvénients d'un climat brumeux et d'une cité boueuse, quoi qu'on en dise, exigent à chaque porte un tapis à longs brins en sparterie d'Espagne, ou, pour le plus extérieur, en fil de carret goudronné, provenant du déchiquetage de vieux câbles. L'odeur de poix qui en émane doit rendre cet atelier fort salubre pour la poitrine. Tous ces ouvriers se portent bien. Une propreté extrême règne ici, dans les maisons et sur les personnes. Pour l'entretenir chez les apprentis aveugles, ils passent, en descendant du dortoir, où sont des lits bien proprement tenus, ou en sortant du travail, à une salle de toilette, au pourtour de laquelle règne une table percée de trous pour recevoir des cuvettes en plomb ou zinc, avec un robinet pour la servir d'eau, et un bondon attaché comme au fond d'une baignoire pour la vider et changer l'eau.

Dans la même pièce existe une double auge de vingt pieds de longs, garnie de zinc, servant au bain de pieds, qui se donne pour dix ou douze à la fois.

Les habits sont bons, en drap grossier, et selon l'état, un tablier préserve les vêtements, en cuir pour les vanniers et cordonniers, en toile pour les tapissiers, et chaque salle est chauffée par des calorifères et a en outre la cheminée anglaise au charbon ; des barres maintiennent à distance et éloignent les imprudents chauffeurs.

Dans le département des filles, les ateliers sont destinés à des ouvrages du sexe. Un grand nombre travaillent au rouet, à filer du lin ou du chanvre ; d'autres font du cordonnet que l'on emploie dans un autre atelier à des ouvrages de passementerie, comme à faire des filets et des franges. Faire du filet me paraît être une des occupations à laquelle un aveugle pourrait le mieux s'adonner, même par pur amusement. Beaucoup de ces filles travaillent assez bien de l'aiguille pour faire l'ouvrage de lingerie de la maison. La même propreté règne dans ce département dans les salles, les dortoirs et la chambre de toilette, avec un peu plus de recherche bien entendu ; l'uniforme est simple, régulier, et un peu campagnard.

Les études intellectuelles de l'institution consistent seulement dans des instructions religieuses orales, dans l'assistance à l'office divin et dans la récitation par cœur, par la méthode à la Lancastre, de quelques morceaux de poésie ou de morale. Le chant en chœur est autorisé et même recommandé. Quelques garçons et quelques jeunes filles étudient comme chez vous, mais non pas à peu près tous comme chez vous, le forte-piano. Quelques élèves deviennent encore assez forts pour devenir organistes de paroisses. Mais ce n'est ici qu'un accessoire. L'utile, le fond de l'apprentissage est le métier manuel. Mais nous sommes chez les Anglais, nation peu musicienne ; tandis qu'en France, l'étude de la musique devient, comme je le sais de vous, une des meilleures ressources que l'on puisse offrir à l'aveugle. Plusieurs d'entre eux occupent des places bien rétribuées d'organistes dans nos églises, où se font encore, de l'état d'accordeur et de professeur, une profession lucrative.

Quant à l'étude de l'écriture par les caractères en pointes, par les caractères mobiles d'imprimerie ; quant à la lecture à l'aide de livres en gros papier où les caractères sont en reliefs dans la pâte, on y a pour ainsi dire totalement et je dirai sagement renoncé.

L'usage pratique de ces caractères sera toujours difficile aux aveugles et fort peu utile. On ne pourra imprimer pour eux que pour les écoles ; hors des écoles, plus de livres, plus de moniteurs pour relever les fautes. Ces livres en reliefs sont chers, et votre prédécesseur a surchargé à grands frais votre institution de livres in-folio fort peu consultés. L'aveugle a si peu de sensations prises dans le monde extérieur, que jamais son imagination ne sera sollicitée à enfanter les œuvres de la poésie, à laisser couler les flots d'une riche éloquence ; il pourra aimer la mélodie, parce que la musique est aussi un langage, mais il ne pourra pas être poète, car être poète, c'est être peintre. Et a dit Horace : *Ut pictura poesis erit*, etc. ; et certes, si Homère eût été aveugle à vingt ans, nous n'aurions pas l'Iliade, que, plus tard, privé de la vue, il alla chanter.

Aussi, cher et sage docteur, à mon sens, et je crois aussi au vôtre, la lecture et l'écriture sont de peu d'importance pour les aveugles. Toujours mineurs, ils ne peuvent *ester* en justice, dans les contrats, que par intermédiaire des autres et des officiers publics. Est-ce donc pour correspondre entre eux? Mais souvent la lettre en pointe resterait sans réponse, si un seul trait s'effaçait; puis ces rapports seront rares, et la dictée y suppléera toujours. Je viens d'entretenir, ces jours dernier, une jeune demoiselle aveugle qui a appris oralement le français et même l'italien, et ne parlait pas mal ces deux langues.

L'éducation de l'aveugle se fait par la parole, celle du sourd par les yeux. Vouloir ajouter les bénéfices d'un autre sens à celui de ces deux-là qui persiste, c'est perdre un temps précieux ; que l'aveugle, dans nos écoles, ou assis au foyer domestique, apprenne donc par la communication orale les préceptes de l'éternelle justice, des aphorismes moraux ; l'amour des autres, le respect dû à soi-même. Voilà ce me semble son éducation completée : mais joignez-y toujours un travail productif manuel. Comme ces pères de la Thébaïde, qui reposaient leur esprit des fatigues de la méditation et du supplice du *solitary confinement* dans lequel l'austérité de la pénitence les avait volontairement jetés, en chantant des psaumes, en tressant des feuilles de palmier, en labourant le terre, en creusant des écuelles de sycomore ; de même que l'aveugle, condamné aux tortures éternelles de la solitude, trouve dans le travail des mains l'oubli de ses peines, comme dans son cœur, façonné par des mains pures, comme les vôtres, cher docteur, une force et une consolation suffisantes pour achever un triste pèlerinage (1).

Recevez, monsieur et très honoré confrère, l'assurance des sentiments de profonde estime de votre confrère dévoué.

Le docteur BOURJOT Saint-Hilaire.

---

(1) Quelques explications qui m'ont été offertes par M. le docteur Pignier lui-même m'imposent l'obligation de modifier mon opinion sur quelques points de l'éducation des aveugles. L'institution de la rue Saint-Victor est à la fois une maison d'éducation intellectuelle et une maison d'apprentissage. Le perfectionnement des métiers mécaniques a rendu beaucoup d'arts trop peu lucratifs pour les aveugles; la musique devient donc une des meilleures destinations à laquelle ils puissent prétendre. Quant aux moyens mnémotechniques par des signes écrits d'une manière commode pour le tact, comme les caractères en pointes, on reconait de jour en jour leur utilité, non plus pour faire des éditions complètes d'ouvrages grecs ou latins. ce qui est un non-sens, mais pour les livres élémentaires d'un petit volume, pour la grammaire, l'arithmétique, la géométrie, et on peut, à l'aide de ces moyens, donner à l'aveugle des notions fort utiles dans la vie sociale, en faire non un érudit, mais non pas le laisser nécessairement illétré.

PARIS. — IMPRIMERIE DE DEZAUCLE, FAUBOURG MONTMARTRE, N° 11.

Monsieur le docteur A***.

« Monsieur et honorable confrère,

« Le dispensaire que je viens de fonder à Paris admettra également en consultation les malades des départements, qui seront envoyés par des confrères de province, avec une note qui constatera leur indigence. Dans les cas qui comporteraient un traitement probablement fructueux, si la position de fortune de ces malades les empêchait de faire les moindres sacrifices, je les engagerais, après examen, à entrer dans l'un des services chirurgicaux de la capitale, si, au contraire, redoutant le séjour des hôpitaux, et pouvant rémunérer médiocrement les soins qu'on pourrait leur donner, ils voulaient bien, sous vos auspices, se confier à mes soins, ils trouveraient un asile que j'ai su leur ménager dans une belle maison (pension bourgeoise), en bon air, près du Jardin-des-Plantes, entourée elle-même de vastes jardins, pour y passer le temps nécessaire au traitement médical ou chirurgical, s'il s'agit d'opérations.

«Vous comprendrez que cette infirmerie n'est ouverte que pour les personnes presque indigentes, qui cependant veulent et peuvent faire quelques sacrifices, tels que petits agriculteurs, marchands de province, MM. les curés, etc. En effet, le taux des honoraires pour le prix de la pension et pour le logement, nourriture, soins, médicaments, etc., ne dépassera pas 300 fr., même s'il s'agit d'opération, et pour un mois de séjour. Les personnes qui voudraient avoir avec elles une parente ou une domestique pour société et pour les soigner pendant leur séjour, pourront traiter de gré à gré avec la personne qui tient cette maison, pour le logement et la pension de ces personnes, à la quinzaine ou au mois.

«Un élève des hôpitaux fera les pansements des malades, et une garde intelligente sera attachée à leur service.

«Comme je ne puis disposer que de dix chambres, il sera urgent de m'adresser, avant le mois de mars, les demandes d'entrée, la maison ne restant ouverte que depuis le 1er avril au 1er octobre. Les malades seront reçus d'après leur numéro d'inscription.

« Je vous prie de considérer cette maison plutôt comme une institution de charité annexe nécessaire à mon dispensaire, que comme une maison de santé. C'est un secours offert aux classes moyennes. Je veux bien donner aux médiocres fortunes un moyen terme entre l'hôpital et une opération coûteuse et presque toujours dangereuse, à domicile; mais, indépendant de toutes manières, je ne prétends pas faire de la chirurgie au rabais et au plus vil-offrant; aussi je me croirais en droit de refuser les personnes aisées qui se présenteraient.

«Cet établissement, placé sous ma direction, sera un jour plus rapproché de moi, par l'établissement d'une infirmerie de huit lits, dans l'un des étages de ma propre maison.

«Je désire, monsieur et cher confrère, que cette institution reçoive votre assentiment, et veuillez me croire, avec une parfaite considération, votre tout dévoué,

Docteur BOURJOT Saint-Hilaire,

Ancien chef de clinique à l'Hôtel-Dieu, pour les maladies des yeux, fondateur d'un dispensaire pour les ouvriers indigents des 7e, 8e et 9e arrondissement, rue Geoffroy-Lasnier, n° 28.